KNAUR
BALANCE

STEFAN LABAS
Mit Shirley Michaela Seul

READY FOR RESET

Wie du Überlastung vermeidest und dich auf das Wesentliche konzentrierst

Das 3-Schritte-Programm

KNAUR
BALANCE

Die in diesem Buch vorgestellten Empfehlungen und Übungen wurden vom Autor und vom Verlag sorgfältig geprüft und haben sich in der Praxis bewährt. Da jeder Mensch für sich besonders ist, können wir allerdings positive Ergebnisse nicht garantieren. Der Verlag und der Autor schließen jegliche Haftung für Gesundheits- und Personenschäden aus.

Das im Text häufig vorkommende Wort »Klient«
bleibt aus Gründen der Lesbarkeit ungegendert.

Besuchen Sie uns im Internet:
www.knaur-balance.de

Die Verlagsgruppe Droemer Knaur hat sich zu einer nachhaltigen Buchproduktion verpflichtet. Gemeinsam mit unseren Partnern und Lieferanten setzen wir uns für eine klimaneutrale Buchproduktion ein, die den Erwerb von Klimazertifikaten zur Kompensation des CO_2-Ausstoßes einschließt. Weitere Informationen finden Sie unter www.klimaneutralerverlag.de

FSC www.fsc.org MIX Papier | Fördert gute Waldnutzung FSC® C083411

Originalausgabe Oktober 2023

Ein Imprint der Verlagsgruppe
Droemer Knaur GmbH & Co. KG, München

Covergestaltung: Kristin Pang
Coverabbildung: privat
Illustrationen im Innenteil von Shutterstock.com:
S. 34 sunwart, S. 55 blojfo, S. 71 LO Kin-hei, S. 97 Mirinae,
S. 106 Hendesign, S. 126 tristan tan, S. 131 LO Kin-hei,
S. 143 David Shih, S. 189 theerakit, S. 209 str33t cat
Satz und Layout: Adobe InDesign im Verlag
Druck und Bindung: CPI books GmbH, Leck
ISBN 978-3-426-67633-2

2 4 5 3 1

Für Niklas und Lukas

Inhalt

ERSTER TEIL

WARM-UP

In die Vollen!

Wie geht es Ihnen?

Vermutlich suchen Sie gerade nach Antworten, Lösungen. Am einfachsten wäre es, aus diesem Buch würde ein Wunder fallen, eine Art Geheimcode. Den würden Sie sich auf die Stirn oder ins Herz tippen, und alles wäre perfekt. Und dann: weiter so.

Mit dieser kuriosen Idee kommen manche meiner Klienten zu mir. Angenommen, es wäre so. Angenommen, es gäbe diesen Code. Was dann? Weiter so wie immer und immer weiter? Ist das wirklich das ganze große schöne wilde bunte pralle Leben? Weiter so wie gehabt?

Auf den folgenden Seiten stelle ich Ihnen einen anderen Weg vor. Ich glaube, dass Sie reif für diesen Plan sind. Irgendwie ist dieses Buch zu Ihnen gekommen, so, wie es auch zu mir gekommen ist. Ich habe viele Jahre, sogar Jahrzehnte darauf zugelebt. Es hat gedauert, bis sich die Essenz herausdestilliert hatte, und ich bin zahlreiche Umwege gegangen, für die ich heute dankbar bin. »Das Leben wird vorwärts gelebt und rückwärts verstanden«, notierte der Philosoph Søren Kierkegaard. Die Fährten, die wir morgen und übermorgen lesen, legen wir heute. Wohin werden sie uns führen?

Vielleicht ist dies der Augenblick, in dem Sie eine andere Richtung einschlagen. Weil Sie spüren, dass es jetzt höchste Zeit ist. Weil Sie genug haben von all dem Bekannten. Weil Sie nicht mehr so weitermachen können oder wollen wie bisher. Weil Sie Lust auf etwas Neues haben. Es muss ja nicht sein, dass Sie sich so fühlen, wie eine Klientin es neulich beschrieb: »Ich komme mir vor wie eine Zitrone.

Total ausgequetscht, ausgelaugt, empty. Ich habe keinen Saft mehr.« Dann erzählte sie mir, woran das lag: extrem stressiger Job, hohe Verantwortung, alleinerziehend.

»Wie kann ich dich unterstützen?«, fragte ich. Denn ich konnte ihr ja weder im Job noch mit ihren Kindern helfen.

»Ich brauche vermutlich ein besseres Zeitmanagement«, antwortete sie.

Das glauben viele meiner Klienten. Auch diejenigen, die etwas für ihre Gesundheit tun wollen oder müssen. Immer ist die Zeit schuld, die man nicht hat. Als würde einem die irgendwer wegnehmen. Wer das wohl ist?

Vor meiner Klientin und mir stand ein kleiner Tisch, darauf eine Karaffe mit Wasser und zwei Gläser. Ich nahm die Karaffe und begann, ein Glas zu füllen. Leicht irritiert beobachtete mich meine Klientin. Goss ich für sie ein? Ich hatte sie nicht gefragt, ob sie etwas trinken wollte. Oder füllte ich ein Glas für mich? Ich goss weiter. Gleich würde das Wasser überlaufen.

»Stopp!«, sagte sie laut.

Ich schüttete weiter.

Jetzt riss sie die Augen auf. War ich übergeschnappt?

»Das Glas ist doch schon längst voll!«, rief sie.

»Genau«, sagte ich.

»Aber ...«, begann sie. Mit *Aber* beginnen viele Sätze meiner Klienten, zumindest anfangs. Später wird das Aber seltener. Wenn man merkt, dass Veränderung möglich ist, braucht man diese Bestätigung, in der Komfortzone bleiben zu dürfen, nicht mehr so oft. Meine Klientin war eine kluge Frau. Sie hatte es sehr schnell verstanden. »Oooookaaaayyyy«, sagte sie gedehnt. »Du meinst also, dass mein Glas schon längst viel zu voll ist. Dass da gar nichts mehr reinpasst.«

Ich nickte.

Da machte sie etwas, womit sie mich überraschte. Sie nahm das Glas, das in einer Lache auf dem Tisch stand, und schüttete den Inhalt in die Palme hinter ihr. Dann lachte sie. Auf einmal sah sie ganz anders aus. Ihre zuvor angestrengten Züge glätteten sich. Ihr Körper entspannte sich. Befreit wirkte sie. Ich lachte mit und dachte: Wie gut, dass die Palme hinter ihr steht. Aber es wäre auch Ooooo-kaaaayyyy für mich gewesen, wenn sie das Wasser auf den Boden gekippt hätte. Kann man wegwischen.

»Jetzt ist wieder Platz«, sagte meine Klientin. »Jetzt können wir anfangen.«

»Vorher lüften wir noch«, schlug ich vor und zeigte ihr eine einfache, sehr wirksame Atemübung, die im Körper, Hirn und Herz Raum schafft. Meiner Erfahrung nach bringt es überhaupt nichts, wenn man – ständig mit sich selbst ein Problem diskutierend – auf *laut* stellt, also die Gedanken hörbar macht. Die Gefahr, sich im Kreis zu drehen, ist hoch. Ein *Ja, aber* reiht sich an das nächste. Wie sollte es auch anders sein, wenn wir in vertrauten (Sorgen)bahnen laufen. Deshalb bin ich gleich zu Beginn fürs Rausspringen. Mit unserem Körper und allen unseren Sinnen können wir *sofort* unsere Stimmung verändern, unseren Horizont erweitern. Bitte werden Sie nicht sauer, wenn Sie das folgende Beispiel bereits kennen: Stellen Sie sich vor, Sie beißen in eine frisch aufgeschnittene Zitrone. Spüren Sie den Speichelfluss, der sofort einsetzt?

Ich bin Vater von zwei Söhnen. Manchmal überfällt der eine den anderen und kitzelt ihn. Schlagartig ist alles anders. Wenn ich eine Weile unseren Hund streichle, spüre ich, wie mich das beruhigt – und ihn auch. Wir sind beide in einer anderen Stimmung. Ich denke an etwas Schönes – und die Stimmung von damals, als dieses Schöne geschah, breitet sich in mir aus. Wann immer ich Sport treibe, verändert das etwas in meinem Befinden. Und vor allem: Wenn ich bewusst atme. Es sind die Kleinigkeiten, die Großes bewirken. Ohne Atem können wir nicht leben. Aber ist uns das bewusst? Der Atem ist ein großes Wunder und darin so klein und unauffällig, dass er oft übersehen wird. Sehr beschäftigte Menschen finden es zuweilen sogar albern, sich auf ihren Atem zu konzentrieren. Sie sagen: »Hey, ich bin hier, weil ich wirkliche Probleme habe. Ich bezahle doch keinen Coach dafür, dass er mit mir atmet.« Ja, denke ich dann manchmal. Doch wenn du dir des Wunders deines Atmens gewahr gewesen wärst, würdest du mich gar nicht brauchen.

In Gedanken, im Herzen duze ich meine Klienten. Und ich würde auch gern Sie hin und wieder duzen, und wissen Sie, was? Ich tu es einfach: Immer dann, wenn es ans Eingemachte geht, wenn wir uns in eine Übung vertiefen.

Der Atem ist der Schlüssel, der die Tür öffnet zur Wunderwelt unserer Möglichkeiten. Der Atem ist eine Abkürzung. Deshalb arbeite ich nicht nur analytisch, im Gespräch. Ich möchte meine Klienten berühren, mit Worten, Bildern, mit Atmen und auch körperlichen Berührungen, mit denen ich ihre Energie zum Fließen bringe. Das funktioniert beim Lesen leider nicht. Erfahrene Leser*innen werden wissen, wie sie in den Raum ihres Unterbewusstseins gelangen: mit Atmen, mit In-der-Natur-Sein, mit Meditation, Yoga, Selbsthypnose – wie auch immer. Für alle anderen und überhaupt für alle habe ich einige Audios aufgenommen, die Sie gern herunterladen können. An den jeweiligen Stellen im Text finden Sie stets einen Vermerk.

Ja, Reden ist wichtig. Doch das Leben ist komplex. Wir werden niemals alle Ursachen für alle Wirkungen kennen. Aber wir können eine Befindlichkeit dazu entwickeln, die uns guttut. Wir können uns aktiv und bewusst weiterentwickeln: indem wir stets die neuesten Back-ups in unser System laden und hin und wieder einen Reset durchführen.

Trauen Sie sich, jetzt mal was richtig Verrücktes zu tun? Ich mache Ihnen einen Vorschlag für eine interessante Erfahrung. Die meisten Menschen lesen lieber erst mal zu Ende und stellen sich dann vor, wie es wäre: Doch es sich vorzustellen ist etwas anderes, als es zu tun. Bitte, probieren Sie es aus. Gehen Sie mit mir durch diese Tür. Stehen Sie auf, springen Sie ein paarmal auf und ab oder tun Sie sonst etwas, was Ihren Herzschlag beschleunigt. Eine Minute genügt.

... und da sind wir wieder.

Oder auch nicht. Letzte Chance: Jetzt können Sie sich noch entscheiden, es doch zu versuchen. Ehrlich, Sie verpassen etwas, wenn Sie es nicht tun.

... stimmt's?

Denn jetzt ist es anders als eben noch. Ihr Körper hat Sie in einen anderen Zustand versetzt. Sie fühlen etwas anderes, weil Ihr Herz kräftiger schlägt. Sie denken andere Dinge, weil etwas in Schwung gekommen ist. Sie atmen anders, weil Sie mehr Sauerstoff aufgenommen haben.

Wissen ist nicht genug, wir müssen es anwenden.
Wollen ist nicht genug, wir müssen es tun.

BRUCE LEE

Vielleicht freuen Sie sich, weil Sie die Herausforderung angenommen haben. Diese Kleinigkeit beschert Ihnen eine wichtige Erfahrung: Wenn ich neue Energie brauche, kann ich ein paarmal auf und ab springen; das verändert *sofort* meine Perspektive und mein Empfinden.

Und nun, wohin mit dieser neuen Erfahrung? In der Regel wird so etwas vergessen. Bis zum nächsten Mal, wenn man die Erfahrung noch einmal macht. Oft muss man eine Erfahrung sehr oft machen, bis sie abgespeichert ist. Außer man tut die Dinge bewusst.

Vom Wissen zum Tun

Ready for Reset ist eine Abkürzung, für die ich die wirkungsvollsten Methoden basierend auf westlichem und östlichem Wissen zusammengefasst habe. Dennoch ist es kein Quick Fix. Veränderung braucht Zeit. Aber nicht unbedingt Jahre und nicht zwingend, indem man zuerst große Krisen durchleidet, um etwas wirklich zu verändern. Alles ist ja schon da. Wie bei einem Schokoladenkuchen, den wir backen wollen: Wir haben die Zutaten eingekauft, wir besitzen die nötigen Gerätschaften und das Rezept. Jetzt müssen wir »es« nur noch tun. Mit dem Leben ist es so ähnlich: Wir kommen auf die Welt mit allen Möglichkeiten. Doch wir brauchen Techniken, um die Herausforderung Leben aufgehen zu lassen. Es nutzt nichts, wenn man alle Zutaten parat hat. Mehl und Eier und Schokolade und Milch. Man muss wissen, wie viel wovon in welcher Reihenfolge hinzuzugeben ist, bei welcher Temperatur der Teig gedeihen soll, damit der Kuchen gelingt und nicht im Herd explodiert, zusammenfällt oder über die Form quillt.

Vielen meiner Klienten wäre eine Veränderungspille am liebsten. Einmal schlucken, und alles ist anders. Gerade Führungskräfte haben wenig Zeit – und randvolle Gläser. Früher haben sie ihre Terminkalender gezückt, ein freies Plätzchen für unser nächstes Date gesucht und nur mit großer Mühe eins gefunden. Heute wischen sie auf ihren Smartphones herum. »Am besten, Sie schreiben jeden Morgen eine Stunde Ihren eigenen Namen hinein«, sage ich manchmal. Das finden sie zuerst nicht lustig. Nicht wenige tun das aber nach einer Weile freiwillig. Und gern. Weil sie gemerkt haben, wie viel sich verändert, wenn man sich selbst so wichtig nimmt wie all das andere Zeug außen herum. Und wenn man den Füllstand seines Glases im Blick behält.

Wir können ja nichts verlieren, nur gewinnen: uns selbst! Im Glas des Lebens ist dann immer genug Platz für all die schönen Dinge, die geschehen können. Für Informationen, die einen wirklich interessieren. Für Begegnungen mit Menschen, die einen inspirieren oder einfach nur das Herz wärmen. Wenn das Wasser im Glas sanft schwappt wie ein See, dann ist unser Leben im Fluss.

Ohne Sie gäbe es Sie gar nicht!
Freuen Sie sich, dass Sie da sind.
Sie selbst sind wichtiger als alles,
was Sie glauben, tun zu müssen!

In meinen Anfangsjahren als Coach glaubte ich, dass es vor allem auf ein perfektes Zeitmanagement ankäme. Dann wären wenn auch nicht alle, so doch viele Probleme gelöst. Also strukturierte ich die Tage meiner Klienten neu und unterbreitete ihnen Vorschläge für ihre Work-Life-Balance. Manchmal war ich frustriert, weil so gut wie keine meiner tollen Ideen sich langfristig durchsetzte. Sie verloren gegen eingefahrene Gewohnheiten, gegen die Komfortzone, den inneren Schweinehund. Es kam mir so vor, als würden sich manche meiner Klienten selbst sabotieren. Sie wussten, dass sie etwas verändern mussten, sie buchten einen Coach und beruhigten damit ihr Gewissen oder kauften sich sozusagen einen Freifahrtschein, damit alles so bleiben konnte wie zuvor.

Kann es ja auch wenn es gut läuft. Aber wenn nicht oder wenn ein ungesunder Lebensstil die Gesundheit gefährdet, dann ... ist es Zeit für einen Reset! Und der hat nichts mit dem Alter zu tun. Den Reset brauchen erschreckenderweise auch immer mehr junge Menschen.

Als Dozent an der Hochschule in Sankt Gallen arbeite ich viel mit jungen Menschen und bin regelrecht erschüttert, wie erschöpft viele von ihnen sind. Menschen, die dauerhaft Stress ausgesetzt sind, haben nicht mehr alle ihre Ressourcen zur Verfügung. Und so finden sie keine Lösungen für ihre Nöte.

Ich hetze von morgens bis abends durch den Tag.
Ich spüre oft großen Druck.
Bin irgendwie total orientierungslos.
Zu viel Arbeit auf dem Tisch.
Mein Privatleben existiert nicht mehr.
Ich weiß gar nicht mehr, was wirklich wichtig ist, was ich eigentlich will.
Bin schnell überfordert, gereizt und ungeduldig.
Mir ist alles zu viel.
Die Zukunft macht mir Angst.
Mein Pflichtbewusstsein versaut mir das Leben.
Ich kann nicht Nein sagen.
Habe große Schwierigkeiten, Entscheidungen zu fällen.

Ich funktioniere nur noch, meine Kreativität ist auf der Strecke geblieben.
Das Leben hat Farbe verloren, ist grau geworden.

Wenn wir uns ständig mit unseren Ängsten und Sorgen befassen, wenn wir uns fragen: Warum kann ich dies und jenes nicht ... dann schrauben wir uns immer tiefer hinein. Das ist unglaublich anstrengend und zermürbend. Doch wenn man gewohnt ist, es so zu machen, dann macht man es eben so. Man gräbt im Problem nach einer Lösung, manchmal jahrelang. Da muss sie doch irgendwo sein! Nein, genau da ist die Lösung nicht. Das wusste auch Albert Einstein: »Probleme kann man niemals mit derselben Denkweise lösen, durch die sie entstanden sind.«

Fatal ist es, wenn wir selbst gar nicht merken, dass wir in der Problemschleife hängen. Nicht selten höre ich von Klienten: »Sorgen habe ich eigentlich keine.« Wenn wir dann aber die Software im Hintergrund checken, kommt doch so einiges zutage. Vieles ist uns eben nicht bewusst.

Und das soll sich ändern! Damit Sie größtmöglichen Nutzen von diesem Buch haben, werde ich immer wieder eine Erkenntniszeit vorschlagen, in der ich Sie bitte, kurz die Augen zu schließen und das Gelesene Revue passieren zu lassen. Ideal wäre es, wenn Sie dann in ein paar Stichwörtern oder Sätzen Ihre persönliche Erkenntnis notieren könnten. Wie wäre es an dieser Stelle mit der ersten?

Meine persönlichen Erkenntnisse

____

____

____

Wie fühlt es sich an, etwas zuvor vielleicht Vages in Worte zu fassen? Interessant? Inspirierend? Macht es Freude? Dann rate ich zu einem Erfolgstagebuch, in dem Sie Ihre Erkenntnisse und auch Ihre Entwicklung festhalten – und in dem Sie immer mal wieder blättern können und ... stolz auf sich sein!

Erfolgstagebuch

Besorgen Sie sich ein besonders schönes Heft oder Büchlein. Optisch soll es Ihnen wirklich gefallen, und es soll gut in der Hand liegen, sodass Sie es gern aufschlagen und hineinschreiben.

Idealerweise jeden Abend schreiben Sie ein bis drei Dinge auf, die Sie an diesem Tag erfolgreich gemeistert haben. Dabei ist es egal, ob es sich um ein Telefonat mit Ihrer Mutter handelt, dass Sie den Wagen endlich durch die Waschanlage gefahren haben oder ob Sie einen Vortrag im Team gehalten, einen neuen Kunden akquiriert, sich in das neue Programm hineingefuchst haben. Oder endlich Fenster geputzt. Werten Sie nicht! Was für den einen Menschen ein großer Erfolg sein mag, kann für einen anderen eine Kleinigkeit sein und umgekehrt. Sie brauchen Ihr Erfolgstagebuch niemandem zu zeigen! Doch wenn Sie es eine Weile geführt haben und dann darin blättern, werden Sie merken, welche Fortschritte Sie machen. Vor allem mit Ihrer inneren Zufriedenheit, denn sehr oft übersehen wir unsere kleinen und großen Erfolge oder nehmen sie als selbstverständlich. Indem wir uns beim Aufschreiben darauf besinnen, tun wir uns viel Gutes! Ja, es sind die Kleinigkeiten, die Großes bewirken, und auch dieses Ritual am Ende eines Tages ist Für-mich-Zeit.

Rendezvous mit uns selbst

Auch ich habe, genau wie heute viele meiner Klienten, lange Zeit an den Symptomen herumgedoktert. Irgendwann begriff ich, dass ich meine Strategie ändern musste. Ich half den Leuten nicht, wenn ich ihnen zu all ihrem Wissen noch weiteres Wissen aufbürdete. Es gibt Menschen, die zu einem bestimmten Thema wie beispielsweise Abnehmen oder Führungsstärke Dutzende von Büchern gelesen haben. Sie wissen ganz genau, wie es geht. Sie sind Superexperten in Nährwerttabellen oder in Mitarbeiterführung. Aber bewegt sich die Zahl auf der Waage mal nach unten? Steigt die Stimmung im Betrieb? Nein. Andere wissen alles über hohen Blutdruck und wie sie ihn senken könnten. Bewegt er sich nach unten? Nein. Alles bleibt, wie es ist, solange wir im Problemfeld verharren. Indem wir einen Reset durchführen, springen wir aus diesem Kreislauf.

Und tatsächlich: Die Dinge regeln sich von selbst, wenn man das Pferd von hinten aufzäumt. Diese Erfahrung mache ich immer wieder. Gerade auch, wenn es um Stress im Job und Gesundheitsthemen geht. Oder ums Abnehmen, was ja fast jeder will. Wenn man sich auf Kalorien oder *was ich nicht essen darf* konzentriert, macht man es sich schwer, und das liest man auch auf der Waage ab. Fängt man das Abnehmen mit einem Zunehmen von Lebensqualität an ... wird alles leichter. Alles geht einfacher, wenn man zulässt, dass es einfach sein darf. Das gehört zu den schwersten Übungen überhaupt! Und es macht die Leute skeptisch: Was einfach geht, kann ja wohl nicht gut sein. Doch! Genauso ist es.

Wenn ich intensiv mit einem Klienten arbeite, gehe ich mit ihm am liebsten drei, vier Tage in die Berge. Dort oben ist der Geist von selbst ein bisschen freier, und man hat eine neue Perspektive und vor allem: Überblick. Den wir im Alltag oft verlieren, wenn wir durch unsere To-do-Listen hetzen. Drei, vier Tage sind nicht lang, doch ich habe ein Programm entwickelt, das in dieser kurzen Zeit einen Reset ermöglicht. Ich weiß nicht, wie lange Sie in diesem Buch lesen werden, doch ich weiß, dass Sie – auch wenn Sie einmal durch sind – dranbleiben sollten. Die asiatischen Meister sagen: Der Weg ist das Ziel. Und: Jede Reise beginnt mit dem ersten Schritt.

In welche Richtung setzen Sie
Ihren ersten Schritt?

Wenn Sie jeden Tag eine Stunde investieren, werden Sie sehr weit kommen. Nicht selten erlebe ich es, dass meine Klienten dann aufstocken. Eine Stunde Rendezvous mit sich selbst und am Abend noch das »Betthupferl« Erfolgstagebuch, das ist ihnen zu wenig. Denn nach einer Weile haben sie gemerkt, gespürt, wie intensiv und inspirierend das Leben wird, wenn sie sich und das große Geschenk ihrer Existenz wertschätzen und feiern: mit »Zeit für mich«-Dates.

Und nein, damit meine ich nicht abhängen und chillen, und Sie legen sich dazu auch nicht in die Badewanne. Sonst schwappt das Wasser womöglich über. Im Verlauf des Buches unterbreite ich Ihnen Vorschläge, wie Sie Ihre »Frei«zeit wirklich gut für sich nutzen können.

Wieso sollen Sie mir das alles glauben? Also jetzt, da Sie noch beim Nach-vorne-Lesen und -Leben sind, im ersten Kapitel. Ein paar Argumente: Ich arbeite seit fünfunddreißig Jahren als Executive Health Coach und Mentaltrainer für Führungskräfte sowie als Keynote Speaker. In dieser Zeit habe ich zahlreiche Fortbildungen absolviert, in den USA, in Indien, England und Deutschland. Neulich habe ich einmal zusammengerechnet, wie viel Zeit ich investiert habe – auch für meine Trainings. Allein da kommen wohl an die 50 000 Stunden zusammen. Zudem habe ich viel mit anderen trainiert. So sind Zehntausende von Trainings und Programme für meine Klienten entstanden. Heute trainiere ich nicht mehr so viel wie in meiner aktiven Zeit als Leistungssportler, doch meine Morgenpraxis versäume ich nie.

Eine bessere Investition in meine Gesundheit und Lebensfreude und meine Entwicklung hätte ich nicht tätigen können. Immer weiter zu lernen ist mir eine große Freude. Die Praxis, also das Training von Körper und Geist, ist mir so in Fleisch und Blut übergegangen, dass sie für mich zum Leben gehört wie für andere Leute der Morgenkaffee. Man kann übrigens beides genießen! Ich bin immer für Verbindung statt Trennung. Nicht Entweder – oder, sondern Yin und Yang.

Nach dem Ende meiner internationalen Karriere im Leistungssport arbeitete ich zuerst als Trainer im Fitnessbereich. Viele meiner Klienten hatten Rücken, wie man so schön sagt, oder Nacken- und Schulterschmerzen. Ich zeigte ihnen entsprechende Übungen, es wurde vielleicht ein bisschen besser, doch nicht wirklich gut. Irgendetwas fehlte. Nach und nach lernte ich, die Komplexität unseres Seins in meine Arbeit zu integrieren. Die Klienten, die heute zu mir kommen und sich auf einen Reset einlassen, beginnen damit wirklich ein neues Leben. Das macht mich immer wieder sehr glücklich. Es ist wundervoll, andere Menschen dabei zu unterstützen, sich selbst zu entwickeln. Ich lerne viel von meinen Klienten, es ist ein fließendes Geben und Nehmen.

Damit Sie wissen, dass ich weiß, wovon ich rede, erzähle ich Ihnen zuerst einmal von meinem eigenen Reset, der mit einem Absturz begann, wie man es klassischerweise vom Computer kennt. Überhaupt ist der Computer eine hervorragende Metapher für unser Speicherverhalten. Wie viel altes Zeug schleppen wir mit uns herum? Welche Programme steuern uns im Hintergrund, von denen wir keine Ahnung haben?

Sie kennen das alle: Sobald die Meldung erscheint, dass eine bestimmte Operation nicht durchgeführt werden kann, weil der Arbeitsspeicher voll ist, sind wir alarmiert. Wir wissen, was wir zu tun haben. Wir löschen alte Programme, Fotos, Filme. Wir verschaffen dem Computer Platz, damit er wieder denken kann, denn das erleichtert uns die Arbeit und das Leben. Ein kranker Computer kann uns total stressen. Manchmal erscheint gar keine Meldung, dass der Arbeitsspeicher voll ist. Der Computer stürzt ab, einfach so. Herzinfarkt, Schlaganfall, nichts geht mehr. Wir haben gelernt, dass wir dann den Stecker ziehen sollen. Wir sind nervös, wir zählen bis zehn, wir hoffen inbrünstig, dass er wieder hochfährt. Und pling, da ist er wieder. Wir atmen auf. Alles noch mal gut gegangen. »Danke«, sagen wir vielleicht sogar. Und arbeiten uns weiter durch unsere To-do-Listen und merken nicht, dass wir selbst dringend mal eine Verschnaufpause brauchten. Denn auch uns Menschen kann der Stecker gezogen werden. Von ganz oben. Deshalb sorgt vor, wer das Steckerziehen eigenverantwortlich in seinen Alltag integriert. Denn dann weiß er auch, wie er sich wieder mit der Energie verbindet.

Mit dem Reset kommen Menschen wieder in ihre innere Ruhe und Kraft, sie erobern sich ihre Klarheit und Freiheit zurück. Das ist die Voraussetzung für ein gutes Selbstvertrauen und die Fähigkeit, sich abgrenzen zu können. Und das wiederum führt zu einem Gefühl der Kontrollierbarkeit. Unkontrollierbarkeit ist mental der umfassendste Stress, den man sich vorstellen kann, weil wir das Gefühl brauchen, dass wir selbst planen können, wie unser Leben verläuft. Es ist ein schrecklicher Zustand, wenn einem der Stecker gezogen wird, weil man ihn nicht selbst gezogen hat. Ich weiß, wovon ich spreche.

Heute bin ich froh um diese scheußliche Erfahrung, von der ich gleich erzählen werde, weil sie mein Leben fundamental verändert hat. Ohne sie hätte ich mein Reset-Programm nicht entwickeln können und wäre nie auf die Idee gekommen, dass ein Reset nicht zwingend bedeuten muss, den Stecker zu ziehen. Oder ihn gezogen zu bekommen. Sondern, dass jeder von uns dafür sorgen kann, dass er langfristig in einem Reset-Zustand ist. Das bedeutet: In der besten Version von sich selbst. Diese beste Version verändert sich ständig. Alte Programme, die wir nicht mehr brauchen und die die Lebensfreude boykottieren, werden gelöscht, egal, wie gut sie sich versteckt haben mögen. Nach und nach spüren wir sie auf. Die »Ja, aber«-Fahnen beeindrucken uns nicht mehr. Es ist ein Weg in die Selbstbestimmung und Freiheit, auch wenn er manchmal schmerzhaft beginnt. Es ist ein bisschen wie eine Geburt. Die Geburt unserer besten Version von uns selbst ...

K.o.

Das Verrückte ist ja, dass man ein volles Glas ständig weiter efüllen kann, ohne es zu merken. Weil das Glas vielleicht in einem Wasserbecken steht oder weil die Leute, die ein Stockwerk unter einem wohnen, verreist sind. Und so breitet sich der Wasserschaden aus. Der genau genommen ein Körperschaden ist. So erging es mir selbst als junger Mann.

Ich hatte das Gefühl, endlos Kraft und Energie zu haben. Ich liebte das Leben und meinen Beruf. Ich arbeitete sehr gern sehr viel und hatte viele glückliche Momente. Mein normales Lebenstempo hieß Vollgas. Auch nach meiner aktiven Karriere als Leistungssportler im Kampfsport war ich ständig in Bewegung. Ich leitete ein Fitnessstudio und eine Showgruppe. Jeden Morgen stand ich um 5.30 Uhr auf, von 7 bis 22 Uhr war ich im Studio, wo ich täglich fünf bis sechs sehr anspruchsvolle Kurse gab. Wenn das Studio schloss, trainierte ich mit meiner Showgruppe, gegen eins lag ich im Bett, und am nächsten Tag ging es weiter. Wie ich es schaffte, auch noch eine Beziehung zu führen, ist mir im Rückblick ein Rätsel.

Eines Morgens fiel ich auf dem Weg ins Bad um. Meine Partnerin rief den Notarzt, und als ich wieder zu mir kam, lag ich im Spital.

»Was fehlt mir?«, fragte ich.

Keiner wusste es. Im Gegenteil, man gratulierte mir zu meiner Topgesundheit.

Ich fühlte mich jedoch alles andere als top. So schlecht war es mir noch nie gegangen. Entlassen wurde ich als Greis, so kam ich mir vor. Auf meine Partnerin gestützt, schaffte ich den Weg zum Auto kaum. Ich kannte mich nicht wieder. Hey, ich war doch Stefan, der fast unbesiegbare Stefan, zweifacher Vizeeuropameister im Karate! Mich haute doch nichts um! Doch. Nämlich die Treppe zu unserer Wohnung, die ich kaum schaffte. An meinen Beinen schienen Zentnerlasten zu hängen.

»Das wird schon wieder«, sagte meine Partnerin, sagten Freunde. Doch es wurde nicht, und so vergingen Tage und Wochen. Nicht nur, dass ich körperlich k. o. war, ich konnte mich auch auf nichts konzentrieren. Im Nachhinein denke ich, dass bei mir nicht nur das Wasserglas voll war, sondern die Badewanne war übergelaufen, und das alles musste jetzt erst mal versickern, verdampfen, trocknen. Das dauerte. Schier endlos. Und damit konnte ich als Bewegungsjunkie nicht gut umgehen. Wasser kam von oben, eine schwarze Wolke senkte sich über mich, meine Stimmung kannte nur noch graues Regenwetter.

»Du musst zum Psychologen«, wurde mir geraten. Ich ergriff jeden Strohhalm, aber es half nichts. Ich blieb ein Greis mit meinen gerade mal dreißig Jahren. Und ich stellte mir unangenehme Fragen: Wer war ich, wenn ich nichts mehr leistete? Was blieb von mir übrig, wenn ich mein geliebtes Leben nicht mehr führen konnte?

Für meine Partnerin war es jedenfalls zu wenig, sie trennte sich von mir. Das konnte ich gut verstehen, ich hätte es an ihrer Stelle auch getan. Ich hingegen konnte das nicht tun, ich musste es mit mir aushalten und watete weiter durch die immerhin allmählich abfließenden Wassermassen. Hin und wieder blitzte ein Gedanke auf, wie ein schöner Stein im Wasser. Ich bückte mich, hob ihn auf und sinnierte darüber.

Natürlich hatte ich einen Burn-out. Aber das Wort sagte niemand zu mir, Ende des letzten Jahrtausends. Gewiss hätte ich auch eine riesige »Ja, aber«-Fahne dagegen geschwungen. Burn-out? Ich? Nie im Leben! So was Versagermäßiges, Schamvolles, Peinliches, pfui Teufel! Nein, das hätte ich nicht mit mir in Verbindung bringen können und wollen.

Ich war Träger des ersten Dan. Wenn ich mir das in Erinnerung rief, ordneten sich meine Gedanken. Was tut dir nicht gut, fragte ich mich und hörte auf, Kaffee zu trinken. Ich trank auch keinen Alkohol und aß keine Süßigkeiten mehr, meine kleinen Trostspender. Ich zog mich eine Weile zurück, tief in mich selbst. Meditiert hatte ich schon immer, Kontemplation gehört zur asiatischen Kampfkunst. Nun gab ich mich der Meditation in einer neuen Dimension hin, und ich suchte mir Experten außerhalb des Schweizer Gesundheitssystems. Denn dort hatte man mir ja nicht helfen können, wenngleich mich die Mediziner*innen gern untersuchten, weil ich so ein interessanter Fall war.

Für die Doktoren der Chinesischen Medizin, bei denen ich landete, war ich eher *business as usual*. Sie wussten sehr schnell, was mit mir los war, und erklärten mir den Unterschied von Ursache und Symptom. Es würde mir nichts bringen, an den Symptomen meiner Erschöpfung herumzudoktern, wenn ich die Ursachen nicht erkannte. Der Mensch ist ein komplexes System. Alles bedingt sich. Yin und Yang. Jahrzehntelang hatte ich Raubbau an meinen Ressourcen getrieben. Mein Leben aus den Vollen hatte eine ausgeblendete Schattenseite: Ich hatte immer nur herausgenommen, nie mit regenerativen Maßnahmen aufgefüllt. Ich hatte gedacht, meine tollen Erlebnisse, meine Erfolge würden mich auftanken. Nun, bis zu einem gewissen Punkt hatte das auch funktioniert, aber eben nur bis dahin. Ich hatte mich einfach nur immer bedient. Genommen statt gegeben.

Kung Fu

Diese neue Sichtweise, die Zusammenhänge und Komplexität begeisterten mich. Zum ersten Mal spürte ich wieder so etwas wie Lebensfreude. Ich wollte mehr darüber wissen. So begann ich bei zunehmender Gesundung ein Studium der Traditionellen Chinesischen Medizin (TCM) und merkte schnell, wie wunderbar diese Herangehensweise meine Arbeit inspirierte. Zusätzlich absolvierte ich eine Qi-Gong-Ausbildung. Viele weitere Ausbildungen folgten im Laufe der Zeit sowie ein intensives Studium der buddhistischen Weisheitslehre.

Diese Lehre hatte mich schon als Kind fasziniert. Ich habe die US-amerikanische TV-Serie *Kung Fu* geliebt. David Carradine spielt darin einen Shaolin-Mönch, der mit Kampfkunst und buddhistischer Philosophie zahlreiche Abenteuer besteht. Caine, wie der Mönch im Film heißt, legte eine fast schon lächerlich wirkende Sanftmut an den Tag, wenn er beispielsweise einen Esel, dem er eine Last aufbürdete, um Verzeihung bat. Doch wenn er sich verteidigen musste, konnte es keiner mit ihm aufnehmen. Ich bettelte bei meinen Eltern so lange, bis sie mich zum Karatetraining anmeldeten.

Als ich älter war, las ich viele Bücher über die Shaolin-Mönche, die weder Schmerzen noch Angst kannten. Ihre körperlichen Fähigkeiten waren schier unbegreiflich. Sie zertrümmerten mit der Kraft ihrer Hände Felsbrocken, machten den Handstand auf einem Finger, stürzten sich mit der Kehle voraus in Speere und schlugen auf einem Finger Salti. Wie machten die das? In den Büchern las ich, dass ihre Leistungen trotz aller Techniken auf ihrer mentalen Kraft basierten. Was das genau war, konnte ich mir als Jugendlicher nicht vorstellen. Doch heute weiß ich es:

Unser Geist bestimmt unser Leben. Und deshalb ist es so wichtig, dass wir ihn trainieren.

Mit dem Reset halten wir unseren Geist immer in seiner besten Version. Es ist die klügste Investition in unser Lebensglück und unseren Erfolg. Innere Stärke versetzt uns in die Lage, allen Hindernissen gelassen und mutig zu begegnen. Wir haben einen sicheren Stand und vertrauen unserer Kraft, ohne uns in Einzelkämpfer-Manier von anderen Menschen abzuschotten. Wir wissen, dass wir als Menschen alle miteinander verbunden sind, so, wie wir alle eine Luft atmen. Ein und aus. Es kommen gute Zeiten und schlechte, und unser Stand bleibt sicher und beweglich. Es kommen neue Menschen in unser Leben, alte gehen. Wir danken ihnen für die Erfahrungen, die wir mit ihnen machen durften. Wir wachsen und reifen und merken immer wieder, wie sehr uns unsere Kindheit geprägt hat. Im Laufe des Lebens tauchen aus immer neuen Perspektiven neue »Programme« auf, die wir sehr oft unbewusst von unseren Eltern übernommen haben. Viele Programme sind uns sozusagen werkseitig eingebrannt. Seit das menschliche Genom, also das Erbgut, entschlüsselt wird, können Wissenschaftler*innen bestimmten Genen sogar Eigenschaften zuordnen. So gibt es beispielsweise die risikofreudigen oder auf Sicherheit bedachten Charaktere. Auch wenn einzelne Eigenschaften uns je nach Trend attraktiver erscheinen, so kommt es doch für jeden Menschen darauf an, in Harmonie mit seinen eigenen Gegebenheiten zu leben. Keiner kann raus aus seiner Haut. Aber sie ist geschmeidig.

Oft ist es gar nicht so einfach, die eigenen Möglichkeiten anzunehmen. Manche kennt man gar nicht. Andere hält man für seine eigenen Ideen, und in Wirklichkeit hat man sie irgendwoher übernommen. Das bedeutet, dass nicht wenige der Programme, die uns steuern, nicht in die Festplatte gebrannt sind, sondern überschrieben werden können mit neuen Programmen. So entwickelt sich der Mensch. Vieles davon geschieht unbewusst, und niemals werden wir alles wissen können. Doch je mehr Mut wir haben, die verborgenen Winkel unserer Seele zu beleuchten, desto mehr können wir entdecken und zu unseren Gunsten verändern. Denn nicht alles ist so offensichtlich, so deutlich spürbar wie Schmerzen, Depressionen, emotionale Probleme, Befindlichkeitsstörungen, Stress.

Für viele meiner Klienten verändert die Erforschung ihrer Möglichkeiten das ganze Leben. Andere wollen nur ein aktuelles Problem lösen und bleiben am Symptom hängen. Vielleicht sind sie noch nicht wirklich bereit. Alles hat seine Zeit. Und jetzt ist für sie noch die Zeit von *Ja, aber.* So kehren sie dann lieber in die gewohnten Bahnen zurück und nehmen irgendwann später einen neuen Anlauf. Andere machen weiter, weil sie begeistert davon sind, welche gravierende Lebensveränderung die Back-ups und der Reset bringen. Wie es wohl bei Ihnen sein wird? Ich bin gespannt! Wenn Sie möchten, können Sie gern mit mir Kontakt aufnehmen.

Vorneweg aber noch eine Einschränkung: Alle Methoden, die ich in diesem Buch vorschlage, sind für Menschen gedacht, die keine schwerwiegenden psychischen Probleme haben. Wenn Sie in einem sehr schwarzen Loch stecken, wenn Sie an einer schweren Depression leiden oder traumatisiert sind, ist eine therapeutische Intervention die bessere Begleitung für Sie. Zuerst einmal oder zusätzlich. Aus meiner Erfahrung mit Zehntausenden von Klienten weiß ich, wie hilfreich der Reset ist. Doch er ist kein Allheilmittel, sondern eine Orientierungshilfe zur Richtungsveränderung. Und die kann man regelmäßig nutzen – weil das Leben uns ständig vor neue Herausforderungen stellt. Mit geschmeidigen Resets lassen sie sich besser meistern!

Und denken Sie immer daran: Ganz zu Anfang. Als Sie, als ich, als jeder von uns geboren wurde, waren wir sozusagen werkseitig perfekt, jeder mit vielfältigen Fähigkeiten, mit denen wir auf die Welt kommen. Jeder von uns ein wunderbares Einzelstück, bereit für das Abenteuer Leben. Dafür haben wir im Laufe der Zeit zahlreiche Programme hochgeladen. Viele davon gehören zum Betriebssystem des Menschen. Wir lernen sprechen. Wir lernen laufen. Wir lernen, andere zu trösten und mit Gabel und Messer zu essen. Wir merken gar nicht, dass wir ständig lernen, freuen uns einfach an unserer Entwicklung. *Was ich schon alles kann!* Doch wir laden auch Programme, die uns mehr behindern als nutzen. Programme, die für andere nützlich sein mögen, aber nicht für uns selbst. Programme, die Menschen, die wir lieben, sich von uns wünschen. Das alles merken wir allerdings nicht, denn die Ladevorgänge, das kennen Sie vom Computer, finden unsichtbar im Hintergrund statt. Wir bemerken sie also in der Regel erst, wenn es zu spät ist, und haben dann unter Umständen das Gefühl, fremdgesteuert zu sein, keine Zeit mehr für uns zu haben. Nicht mehr das zu tun, was uns wichtig ist.

Manchmal wissen wir auch gar nicht mehr, was uns denn wichtig ist. Wir haben vielleicht den Eindruck, nur noch abzuhaken, anstatt zu genießen. Wir sind gestresst. Und wenn das lange währt, werden wir ernsthaft krank an Leib und Seele. Heute betrachte ich Krankheiten als wertvolle Hinweisgeber. Die Seele sendet SOS: *Du musst etwas ändern!* Und so begebe ich mich auf die Suche nach den Ursachen. Bei mir selbst und mit meinen Klienten.

Meine Methode verbindet Best Practice aus Europa und

Asien, Ost und West, Yin und Yang. Es sind keine Gegensätze, sondern Ergänzungen. Mit meiner Erfahrung in der Traditionellen Chinesischen Medizin konnte ich vielen Klienten helfen, denen es so ähnlich ging wie mir selbst. Wenn ich heute zurückschaue, muss ich manchmal schmunzeln, denn wenngleich Karate eine asiatische Kampfkunst ist, habe ich als junger Mann vor allem Schnelligkeit, Kraft und Dynamik damit assoziiert. Obwohl ich natürlich auch meditiert habe, weil das dazugehört. Es war mir irgendwie schon bewusst, dass ich letztlich mit meiner Mentalkraft die Medaillen gewann. Aber wie viel Kraft entsteht durchs Zurücknehmen, im Beobachten, mit Langsamkeit, im Einfach-da-Sein – das musste ich erst lernen, und es war für mich als Bewegungsfreund nicht immer einfach. Ja, mehr noch: Als ich das erste Mal Qi Gong praktizierte, kam ich mir vor wie im Altenheim und dachte: So etwas Langweiliges habe ich noch nie gemacht, das werde ich nie wieder tun. Wie können die Leute auf so etwas nur abfahren?

Aber am nächsten Tag fühlte ich mich dermaßen gut! Konnte das von diesen komischen verlangsamten Übungen kommen? Ich ging wieder zur Stunde, und abermals erlebte ich dieses gute Gefühl. Das stimmte mich nachdenklich und neugierig. Und so vertiefte ich mich in diese Praxis und absolvierte zunehmend begeistert schließlich eine Ausbildung zum Teacher. Heute ist Qi Gong eine wichtige Säule meines Trainings. Wann immer ich spüre, dass ich eine Pause nötig habe, dass ich mich erden sollte, ziehe ich mich ein paar Minuten, eine Viertel- oder halbe Stunde zurück und tanke auf im Atem, in der Langsamkeit.

Vermutlich bin ich selbst mit meinem Werdegang ein Beispiel dafür, wie harmonisch verschiedenste Strömungen sich verbinden können, zusammenfließen zu einem

Lebensfluss. Welche Strömungen haben Sie bis hierher gebracht? Welche Stockungen haben Sie umflossen, wo sind Sie sprudelnd über ein Hindernis gesprungen, wo waren Sie wie ein breiter ruhiger Fluss und wo wie ein kleines Bächlein, um sich dann wieder mit anderen zu verbinden und weiterzuwellen, immer weiter. Es fließt, und wir atmen, und der Atem fließt. Selbst wenn es einmal schwierig wird, müssen wir uns nicht als Opfer erleben, sondern können lernen, wie wir die Herausforderungen meistern. Das ist der Sinn des großen Ganzen: lernen und sich entwickeln, weiterwachsen und beharrlich dranbleiben. Und nie vergessen: Von Anfang an sind alle Ressourcen da. Sie verschwinden nicht. Durch Overload verschütten wir jedoch den Zugang und verhindern damit, dass neue gute Erfahrungen uns bereichern.

Damit ist jetzt Schluss! Wir sind jetzt ready für den Reset!

Meine persönlichen Erkenntnisse

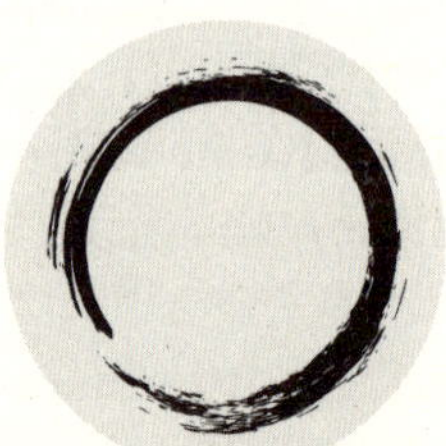

Gleichgewicht & Vollkommenheit des Moments

Den Stecker ziehen!

»Am liebsten würde ich mich eine Weile ausklinken«, sagen meine Klienten manchmal zu mir.

Für diese Fälle habe ich ein Klinkenkabel in meiner Praxis, und ich reiche es gern weiter.

Ratlos hält mein Klient es in der Hand. Er kennt mich schon eine Weile – und meine manchmal ungewöhnlichen Methoden.

»Wie gewünscht, ausgeklinkt«, sage ich.

»Ich weiß nicht, ob ich das so gemeint habe«, grinst er und wedelt mit dem Stecker durch die Luft.

»Wie fühlt sich das an?«, frage ich.

»Bisschen verloren irgendwie«, sagt der junge Mann, der zu mir kam, weil er es nicht schafft, seine Doktorarbeit abzuschließen. »Jetzt weiß ich ja gar nicht mehr, wo ich hingehöre.« Er schweigt eine Weile, dann sagt er: »Vielleicht möchte ich mich gar nicht ausklinken. Vielleicht möchte ich mich nur zum Teil ausklinken, also einen bestimmten Teil meines Lebens ausklinken.« Wieder schweigt er, dann räuspert er sich: »Die Frage ist, wo ich mich dann wieder einklinken würde, wenn ich ausgeklinkt wäre.«

Seine Augen wandern durch den Raum. Das zeigt mir, dass er innerlich nach Antworten sucht. Schließlich beginnt er frei zu assoziieren. »Einklinken. Türklinken herunterdrücken. An einer Tür klingeln. Klinkenputzen.« Er zögert. »Und wenn niemand aufmacht? Und woher weiß ich, dass es mir dort gefallen wird, wenn ich mich woanders einstöpsle? Ich meine, ich wollte mich doch nur eine Weile ausklinken.« Auf einmal wirkt er sehr nachdenklich. Dann sagt er: »Woher weiß ich, dass mir das gefällt, was passiert, wenn ich meine Doktorarbeit fertig habe? Denn dann bin ich ja festgelegt. Ich darf gar nicht darüber nachdenken, was mein Vater zu diesem Gedanken sagen würde.«

Seine Miene wirkt sehr angestrengt, der Körper verkrampft sich. Viele Gedanken gehen ihm nun durch den Kopf. Höchste Zeit, vom Kopf zum Bauch zu wechseln. Ich bitte ihn, sich auf die Matte zu legen. Das kennt er schon vom letzten Mal, und er macht es sich gleich bequem, so gut es geht, denn er ist wirklich sehr angespannt, wie ich merke, als ich seine Füße berühre.

Doch wie bei unserem letzten Termin entspannt er sich auch diesmal schnell. Ich nehme wahr, dass seine Energie nicht frei fließen kann, und widme mich einige Zeit seinen Fußreflexzonen. Sein Atem vertieft sich, seine Gesichtszüge werden weicher. Gut. Ich gebe ihm Zeit, sich in seinen Körper hineinzufühlen und Wohlbefinden zu entwickeln, hier auf der Matte, während ich seinen Leber- und Gallenblasen-Meridian behandle. Laut Chinesischer Medizin ist das Leber- und Gallenblasen-System zuständig für den Auf- und Abbau von Spannungen im Körper, auf physischer und auf mentaler Ebene.

Hätten wir »vernünftig« weitergesprochen, hätten wir uns vermutlich festgefahren. Ich hatte die »Ja, aber«-Fahne schon knattern gehört. Mein Klient hätte mir erklärt, warum er die Doktorarbeit, die er eigentlich nicht beenden wollte, unbedingt beenden muss. Sonst wäre, laut Meinung seines Vaters, das ganze Studium für den A... gewesen. Wir hätten uns im Kreis der rationalen Argumente gedreht. Wir hätten gemeinsam das gemacht, was er allein auch machte. Gewiss hätte er zu Einsichten gelangen können, doch sie wären flach gewesen. Hätten ihn vielleicht nicht so sehr berührt, wie nun, wo sich sein Atem vertieft hatte, sein ganzer Körper mitarbeitet auf dem Weg zu einer Lösung. Hier auf der Matte sind wir aus dem Feld der Vernunft gesprungen. Hier auf der Matte ist alles möglich. Die Entspannung im Körper wellt auch durch den Geist und eröffnet neue Perspektiven.

Nachdem wir einige Atem- und Mobilisationsübungen gemacht haben, erzählt mir mein Klient scheinbar unvermittelt von seinem Großvater. Er weiß selbst nicht, warum er an ihn denkt, er ist gerührt und schluchzt einmal auf, und seine Atmung vertieft sich noch mehr. Ich weiß nicht, was mein Klient denkt, doch unter meinen Händen spüre ich, dass sich etwas verändert, dass etwas Gestalt annimmt. Ohne dass er sich verspannt. »Wenn ich die Scheißarbeit geschrieben habe, kann ich machen, was ich will«, sagt er. »Dann habe ich mein Soll erfüllt. Dann bin ich frei.«

Meiner Meinung nach ist er das jetzt schon, doch das behalte ich für mich und begleite ihn weiter mit achtsamen Bewegungen.

Die Kombination von analytischem Gespräch, Assoziation und Energiearbeit auf der Matte hat schon zu vielen überraschenden Ergebnissen geführt, die sich meine Klienten, und natürlich auch ich selbst, nie hätten träumen lassen.

Wir können unserem Körper vertrauen! Er teilt uns sehr genau mit, was uns guttut, was wir brauchen. Leider werden wir im Laufe unseres Lebens oft »harthörig«. Zu viele Grenzen müssen wir ständig überschreiten, um die Anforderungen des Alltags zu erfüllen. Irgendwann gewöhnen wir uns daran. Wir merken nicht mehr, dass wir uns überfordern. Und wir sind ja stark: so stark, dass das lange klappen kann. Der Krug geht so lange zum Brunnen, bis er bricht. Und dann bricht wirklich etwas. Ein Bein bricht, eine Erkältung bricht aus, manchmal kommt es zum totalen Zusammenbruch. Je sensitiver wir sind, die Zeichen zu hören, desto klüger handeln wir. Wir ergreifen damit Partei, unsere eigene, endlich. Wir stehen uns selbst zur Seite. Denn wenn der Körper ein Problem hat, dann baden wir das aus. Wer will schon Schmerzen leiden, krank sein?

Es geht also darum, immer wieder in sich hineinzuspüren. Sich selbst im Spiegel anzuschauen und zu fragen: »Wie geht es dir?« Nicht oberflächlich, sondern in der Tiefe. Missbehagen aufzuspüren. Das funktioniert nicht zwischen Tür und Angel und doch sehr schnell, indem wir uns unserer Atmung zuwenden. Sobald wir bewusst atmen, verändert sich unser Empfinden, unsere Bewertung der Dinge. Vielleicht gelingt es sogar, die Bewertung irgendwann ganz loszulassen – eine unendliche Befreiung! Wir steigen später noch tiefer ein, an dieser Stelle nur ein kleines Warm-up mit einer ersten Atemübung.

Aus der Praxis:
Die 4–7–8-Atmung

Die folgende Atemübung entspannt sehr schnell. Bitte nicht während des Autofahrens praktizieren! Wenn ich dich durch die Übung führen soll, klicke einfach auf den QR-Code.

Setz dich aufrecht hin. Schließe deine Augen. Entspanne deinen Nacken, die Schultern und dein gesamtes Gesicht und behalte

diesen entspannten Zustand während der ganzen Übung bei. Richte deine Aufmerksamkeit auf deine Atmung.
Atme durch die Nase.
Zähle nun einmal langsam so, wie eine Sekunde ablaufen würde, also eins, zwei, drei, vier.
Du atmest in den Brustkorb, also in die seitlichen Rippen.
4 Sekunden einatmen.
7 Sekunden den Atem anhalten.
8 Sekunden sehr langsam wieder ausatmen.
Du kannst die Sekunden konzentriert zählen. Dann bist du erfahrungsgemäß langsam genug, und durch das Zählen werden deine Gedanken nicht so schnell abschweifen.
Bleib bei dir, bei deinem Körper, deiner Atmung.
Sei im Hier und Jetzt.
Wiederhole diesen Zyklus sieben Mal.
Du wirst spüren, wie gut dir das tut. Wie du Atemzug für Atemzug tiefer bei dir ankommst.

Loslassen

Wir leeren das Glas, damit Neues hineinfließen kann. Wir lassen Altes los, damit Neues entstehen kann. Eine Binsenweisheit, gewiss. Kürzlich war eine Klientin bei mir, der ich dies darstellte, indem ich zwei Fäuste formte und sie fragte: »Wie soll ich etwas Neues annehmen, wenn meine Hände besetzt sind, weil ich etwas Altes festhalte.«

Ihre Augen wurden riesengroß. Das war der Moment, in dem sie eine Lösung für ihr Problem fand. Es ist manchmal so einfach – wenn sich endlich die Metapher materialisiert, das Bild auftaucht, das den Durchbruch bringt.

Ich brauche diese Lösungen nicht zu hören, ich kann sie am Gesicht meiner Klienten ablesen, an ihrer Körpersprache. Ein Körper, der etwas loslässt, ist frei und geschmeidig: entspannt. Das ist allerdings ein Wort, das manche meiner Klienten nicht vertragen, vor allem nicht die Topmanager, die mit Vollgas durchs Leben rasen. Ich mag sie, ich war auch mal einer von ihnen. Wie sie verwechselte ich entspannt mit schlaff, schlapp, faul, ohne Biss, ohne Druck, ohne Erfolg, Versager.

Zu ihnen sage ich, dass wir auf der Matte »in den Moment kommen«. Darauf können sie sich eher einlassen. Aber nicht immer.

Wenn das der Fall ist, dann besteht mein Weg für sie zur Entspannung darin, dass ich sie total auspowere. Sie kommen dermaßen angespannt zu mir, dass sie nicht »einfach so« runterfahren können. Sie müssen noch weiter über die Grenze gehen, ehe sie loslassen können. Also machen wir erst mal ein paar Liegestütze, zehn, zwanzig, fünfzig, je nachdem, wie viel sie benötigen. Oder etwas anderes, damit sie so richtig aus der Puste kommen. Wenn dann die Spannung maximal hoch ist oder sogar den Bogen überzogen hat, landen sie in ihrem Körper, und wir können beginnen, loszulassen, zu entspannen, zu atmen. Ja, manchmal ist es so, als brauchten diese Menschen unter Druck erst die Erlaubnis, jetzt mal loslassen zu dürfen, und die verdienen sie sich mit der extremen Anspannung davor.

Veränderung kann nämlich nicht entstehen, wenn wir angespannt sind. Egal, worum es geht. Ob man Schmerzen lindern möchte, ein Verhalten ändern, Muskeln aufbauen oder abnehmen: Ist die Grundspannung im Körper zu hoch, geschieht nichts. Nicht einmal, wenn man gezielt Aufbautraining macht oder Ernährungspläne zum Abnehmen durchzieht. Äußere Maßnahmen werden langfristig nicht greifen, solange die innere Einstellung nicht verändert ist hin zu einer aktiven Regeneration. Unser

Körper braucht die Balance zwischen Spannung und Entspannung. Wie zwischen Ein- und Ausatmen, Essen und Verdauen, Wachen und Schlafen. Yin und Yang.

Ist dieses Gleichgewicht gestört, spricht man auch von einer Dysbalance. Eine Weile kann der Körper das kompensieren. Doch er ist gestresst. Früher oder später kostet das Ungleichgewicht zu viel Energie, und Symptome bilden sich aus. Wir können Pillen schlucken und oberflächlich Kosmetik betreiben. Doch wenn wir die Balance wiederherstellen wollen, müssen wir ran an den Speck, ran an die Ursache.

Oft sagen meine Klienten: »Ich bin total gestresst.« Das nehmen sie immerhin wahr, und das ist auch gut so. Häufig besteht dieser Stress nämlich schon sehr, sehr lange. Und das ist gefährlich. Menschen, die dauerhaft Stress ausgesetzt sind, haben nicht mehr alle ihre Ressourcen zur Verfügung. Langfristiger Stress äußert sich in einem dauerhaft erhöhten Blutdruck und Herzschlag, es werden vermehrt Adrenalin und Cortisol ausgeschüttet. Bleibt die Belastung bestehen, dann sind auch einige der hormonellen und vegetativen Reaktionen dauerhaft erhöht. Nach dieser sogenannten Alarmphase erreicht der Körper irgendwann die Erschöpfungsphase, die sogar tödlich enden kann: Eine dauerhaft erhöhte Aktivität des sympathischen Nervensystems kann zu Herzinfarkt und Schlaganfall führen, eine dauerhaft erhöhte Cortisolproduktion hat einen starken Einfluss auf unser Immun- und Nervensystem.

Letztlich heißt das: Wann immer der Mensch gegen seine Grundbedürfnisse lebt, nimmt er Schaden. Gewiss hält man ein paar Tage und auch Wochen unter hoher Anspannung durch. Manchmal geht es nicht anders, die Umstände erfordern es – und vorübergehend kann Stress auch eine große Hilfe sein. Denn er macht uns sofort hellwach. Das merken wir zum Beispiel, wenn wir knapp einem Unfall entronnen sind oder uns im Dunkeln erschrecken oder plötzlich mit einer unvorhersehbaren körperlichen oder mentalen Belastung konfrontiert sind: Wir fühlen, wie unser Herz bis in den Hals schlägt. Für diese und weitere Reaktionen werden zwei unterschiedliche Körpersysteme angeregt: zum einen der Sympathikus, das sind Nervenstränge im vegetativen Nervensystem, in dem Adrenalin und Noradrenalin ausgeschüttet werden. Herzschlag und Blutdruck erhöhen sich, die Bronchien erweitern sich, und die Atemfrequenz steigt, damit wir mehr Luft bekommen, die Pupillen werden größer, damit wir besser sehen können, und noch einiges mehr. All das sind wichtige Schutzmaßnahmen des Körpers. Aus diesem Grund ist Stress zunächst einmal eine gesunde Reaktion, damit wir optimal mit einer Bedrohung umgehen können.

Das zweite Körpersystem, das eine wichtige Rolle bei Stress spielt, ist das Cortisol-System. Cortisol wird aus der Nebennierenrinde geliefert und bewirkt, dass mehr Zucker im Gehirn freigesetzt wird. Dadurch können wir schneller und flexibler denken, gelangen rascher zu mentalen Lösungen. Auch wenn wir schon länger nichts gegessen haben, wird das Gehirn, unsere Schaltzentrale, mit Zucker versorgt. Außerdem aktiviert Cortisol die Immunkompetenz, kurz: Unser Immunsystem wird angekurbelt. Nun ist der Körper optimal vorbereitet auf eine als bedrohlich eingestufte Situation. Doch er muss danach auch wieder runterfahren. Tut er das nicht, bleibt er auf diesem hohen Stressniveau, dann provoziert er langfristig ein Kollabieren des Systems. Der Teufelskreis besteht darin, dass ein Automatismus in Gang gerät. Loslassen und Entspannen werden sozusagen vergessen.

Natürlich denkt man nicht an diese lebensbedrohlichen Folgen, wenn man mal eine Weile gestresst ist. Doch man sollte sich die Auswirkungen bewusst machen – als Motivation für eine Veränderung von Abläufen, die scheinbar so sein müssen, wie sie sind. Ja, aber wie soll das denn sonst gehen? Glauben Sie mir: Es geht. Jeder Teufelskreis hat einen Ausgang. Wir finden ihn jedoch nicht, wenn wir in Höchstgeschwindigkeit im Kreis rennen. Wir finden ihn nur, wenn wir mal rausspringen.

Und das schaffen wir nicht mit einem heiß laufenden Geist, sondern nur alle im System miteinander: Geist, Körper und Seele. Meine Klienten sind oft sehr engagiert und erzählen mir, was sie alles schon unternommen haben, um zum Beispiel ihre Nackenschmerzen in den Griff zu bekommen. Massagen und Spritzen und Wärmepflaster und Osteopathie und, und, und. Doch wenn der Körper in einer Hochspannung gefangen ist, kann der Nacken nicht locker lassen. Die Verspannung ist ein Symptom, keine Ursache.

Das Unterbewusstsein kommuniziert über den Körper mit uns und produziert einen Schmerz, weil wir anders nicht mehr reagieren. Weil wir schon »harthörig« geworden sind. Da bleibt dem Körper gar nichts anderes übrig, als den Alarmknopf zu drücken, und er ist erst mal gnädig, wenn er das in Form einer Verspannung oder einer Entzündung tut. Er könnte ja auch schwerere Geschütze auffahren. Ich bin immer wieder erstaunt, wie viel Geduld unser Organismus an den Tag legt. Er hält manche Dysbalance zehn, zwanzig Jahre lang aufrecht, bis er mal den Alarmknopf drückt.

»Ich muss meinen Nacken in den Griff kriegen!«

Nein, musst du nicht. Er bittet dich um das Gegenteil: dass du ihn loslässt.

»Aber warum gerade jetzt, wenn es doch so lange gut gegangen ist?«, fragen mich meine Klienten.

Sie haben hektoliterweise Kaffee in sich reingeschüttet. Irgendwann war es ein Tropfen zu viel. Er brachte das Fass zum Überlaufen.

Meine persönlichen Erkenntnisse

____

____

____

Anders liegt der Fall, wenn eine bestimmte Tätigkeit zu dem Problem geführt hat. Wenn jemand sich über Nacht »verlegen« hat, kann dieser Nackenschmerz von selbst oder mithilfe von physiotherapeutischer Behandlung verschwinden. Oder wenn jemand, um etwas Dringendes noch fertigzustellen, sechs Stunden verkrampft am Schreibtisch saß – auch das kann der Körper in den nächsten Tagen wieder ins Gleichgewicht bringen. Doch wenn die Ursache woanders liegt, baut der Körper die Spannung eben nicht ab, da diese zu einer Grundspannung des Körpers geworden ist. Der Sympathikus hält sie hoch. Das bedeutet, dass chronische Schmerzen oder Entzündungen meistens etwas mit dem Nervensystem zu tun haben. Die Ursachen können klein oder groß sein.

In der Traditionellen Chinesischen Medizin betrachtet man den Menschen ganzheitlich als ein komplexes System, ähnlich wie die Natur. Dieses System drückt sich aus in der Grundaussage von Yin und Yang, die für sämtliche Gegensätze des Lebens und der Natur stehen. Also Tag –

Nacht, Spannung – Entspannung, Arbeit – Freizeit oder auch Krankheit – Gesundheit. Einfach alles, was in der Dualität liegt. Einfach erklärt kann dieses System entweder im Fluss sein oder in einer Blockade und somit gestaut.

Ein zweites Prinzip, das man in der Traditionellen Chinesischen Medizin verwendet, ist das Energiesystem der Organe und Meridiane, die sich durch den gesamten Körper ziehen, auch »fünf Wandlungsphasen« genannt. Dieses System kann man sich vorstellen wie Seen; die Meridiane sind die Flüsse, die aus den Seen herausfließen. Die fünf Organpaare bestehen jeweils aus zwei Organen:

- Leber-Gallenblase
- Magen-Milz
- Herz-Dünndarm
- Lunge-Dickdarm
- Niere-Blase

Jedem Organ ist ein Meridian zugeordnet – zum Beispiel Gallenblasen-Meridian und Leber-Meridian. Es gibt zwölf Hauptmeridiane, auf denen sich über tausend Akupressurpunkte befinden. Ein Beispiel: Der Gallenblasen-Meridian führt vom Kopf über den Nacken bis in die Füße. Wenn ein Klient einen stark verspannten Nacken hat, arbeite ich also manchmal auch am Fernpunkt bei den Füßen.

In der Traditionellen Chinesischen Medizin versucht man stets, Ursachen und Symptome zu trennen und den Körper dabei zu unterstützen, Blockaden selbst aufzulösen. Nun gibt es jedoch auch Blockaden, die seit Jahren oder Jahrzehnten bestehen. Lang andauernder Stress wirkt sich auf unsere Gesundheit oder unseren Körper aus, aber eben nicht immer unmittelbar. Es kann sein, dass man über Jahrzehnte etwas tut, was einem nicht gut bekommt, bis der Körper eines Tages eine Dysbalance oder Unzufriedenheit in Form einer Krankheit oder eines körperlichen Problems zum Ausdruck bringt. Nicht selten können sich die Betroffenen das gar nicht erklären, wo sie im Moment doch eigentlich gar keinen Stress haben. Deshalb verstehen sie die Symptome auch nicht. Nackenschmerzen, die nicht aufhören. Rücken- oder Schulterschmerzen, die das Leben stark beeinträchtigen, Bauchschmerzen, Verdauungsprobleme, Kreislauf- oder Stoffwechselbeschwerden und so weiter. Auch ein Herzinfarkt kann sich über viele Jahre aufbauen, bevor er ausbricht.

Es würde den Rahmen sprengen, in diesem Buch alles über TCM zu erklären und zu erläutern. Aber hin und wieder möchte ich Sie doch damit inspirieren. Denn diese Vorgehensweise begeistert mich, und ich habe schon viele Erfolge damit erleben dürfen. Ich habe diesen ganzheitlichen Ansatz studiert und bilde mich seit über zwanzig Jahren stetig weiter. Und ich finde es immer noch unfassbar, wie wirkungsvoll er ist. Die Anwendung und Verbindung von TCM und westlicher Medizin ist aus meiner Sicht die optimale Methode, um Menschen zu helfen und sie wirkungsvoll zu unterstützen.

Aufladen

»Ich brauche so was wie ein Doping«, sagte meine Klientin, eine vierzigjährige selbstständige Architektin, die vor Kurzem von dem Verhältnis ihres Mannes mit einer Mitarbeiterin in ihrer gemeinsamen Firma erfahren hatte. Der Mann war mittlerweile ausgezogen, sie leitete die Firma allein und kümmerte sich auch noch um die zwei Kinder. Trotz Haushaltshilfe war sie am Anschlag. »Ich brauche eine Auszeit«, sagte sie. »Aber das kann ich mir im Moment nicht leisten. Ich muss noch mindestens ein halbes Jahr durchhalten, bis ich einen neuen Geschäftspartner gefunden habe. Oder ein Jahr.« Sie seufzte. »Oder noch länger, bis ich ihn eingearbeitet habe.«

Diese Klientin hatte hohe Erwartungen an mich, zumal sie durch Empfehlung zu mir kam. Sie hatte gelesen, dass ich früher Leistungssportler gewesen war, und glaubte, ich könnte ihr Strategien empfehlen, wie sie die extremen Belastungen einigermaßen stemmen könnte. Sie wollte sich durchkämpfen, durchbeißen, durchboxen – Alltagskarate.

Ich schlug ihr einen Reset statt Doping vor. Sie schwankte zwischen Ablehnung und Skepsis.

»Wenn ich das mache, dann ist doch alles verschwunden. Ich will aber nicht als Baby wieder von vorne beginnen! Ich will meine Fähigkeiten behalten, ja mehr noch: Ich will sie optimieren.« Unter hohem Druck zählte sie einige davon auf. Ihre Kompetenz, Leistungsbereitschaft, den starken Willen, ihre Teamfähigkeit ... früher hatte sie mal vorzüglich Klavier gespielt, sie war hilfsbereit und vieles mehr. Es gefiel mir, wie wertschätzend sie mit sich selbst umging. Doch bei der langen Liste dachte ich auch hin und wieder: »Wann tut sie das alles?«

Und das stellte sie auch selbst fest: »Leider komme ich überhaupt nicht mehr zu den wirklich schönen Dingen. Ich bin von morgens bis abends am Rennen. Ich kann mich gar nicht erinnern, wann ich zuletzt Klavier gespielt habe.«

»Gehe ich recht in der Annahme, dass die Liste noch viel länger ist?«, fragte ich.

Da lachte sie zum ersten Mal.

Ich erklärte meiner Klientin, dass die Voraussetzung für einen Reset ein aktuelles Back-up ist. Wir fallen nicht auf

Werkseinstellung Neugeboren zurück, sondern überlegen uns ganz genau, welche Programme wir nach dem Reset wieder hochladen wollen, welche neu hinzukommen sollen und vor allem: von welchen wir uns trennen wollen.

Meine Klientin war eine kluge Frau und fragte: »Aber woher weiß ich denn, dass ich ein bestimmtes Programm nicht mehr haben will? Ich meine, dazu muss ich doch zuerst einmal wissen, dass das überhaupt läuft. Das passiert doch in den Tiefen des Computers oder eben im Unterbewusstsein.«

»Deshalb sollte man auch öfter einen Reset durchführen«, erwiderte ich. »Die beste Version von uns selbst ist nichts Statisches. Sie ist dynamisch. Wir verändern uns ständig. Und das gilt auch für unsere beste Version.«

Meine Klientin war nun sehr neugierig, und ich erklärte ihr die Vorgehensweise. Abgesehen von einigen anderen Veränderungen und auch einigen körperlichen Übungen, die ich ihr noch zeigen würde, sollte sie jeden Tag vor dem Schlafengehen darüber nachdenken, was an diesem Tag gut gelaufen war und wofür sie dankbar sein konnte. Das sollte sie sich mit dem Eintrag in ein Erfolgstagebuch bewusst machen.

»Und wie?«

»Sie denken daran und schreiben es auf. Und daraus entwickeln Sie ein Gefühl. Damit ist es bewusst gemacht und wahrgenommen. Energy flows, where attention goes. Energie fließt dort, wo die Wahrnehmung hingeht.«

»Bin ich dann weniger gestresst?«

»Ja«, erwiderte ich ohne Zweifel.

»Wie soll das funktionieren? Die Dinge müssen doch trotzdem noch getan werden.«

»Sie werden auch getan. Aber Ihre Einstellung und Wahrnehmung dazu verändert sich«, sagte ich.

»Das klingt nach Zauberei.«

»Es ist eher die Magie der Mentalkraft. Die bewusste Wahrnehmung und der Fokus auf das, was man will, gehört zu den wichtigsten Dingen, die wir regelmäßig tun müssen.«

Wenn wir bestrebt sind, uns weiterzuentwickeln, können wir jeden Tag ein bisschen besser sein. Wir arbeiten an der besten Version von uns selbst, die sich ständig verändert. So verändern auch wir uns, und damit verändert sich auch die Art und Weise, wie wir unser Tun bewerten. Was zu neuen Prioritäten führen kann.

Meine Klientin war noch immer skeptisch. Das sind Sie vielleicht auch. Doch wir stehen ja noch ganz am Anfang. Im nächsten großen Kapitel beginnt der zweite Teil des Buchs: das Training, das Sie fit macht für den optimalen Reset. Es ist ein Training, das Sie mit hoher Wahrscheinlichkeit bald schon nicht mehr werden missen wollen. Weil es wirklich wirkt. Weil Sie damit zur besten Version nicht von irgendwem kommen, sondern weil sich Ihr eigenes Leben, Ihre Gesundheit und Ihr Glück erfüllen. Weil Sie das Optimum Ihrer Möglichkeiten nutzen. Und weil Sie jeden neuen Entwicklungsschritt mit einem Back-up sichern.

»Dieses Programm hat bei Hunderten von Klienten funktioniert«, sagte ich zu meiner Klientin, wenngleich es wohl eher Tausende waren.

Die Architektin übersetzte das in ihre Welt: »Und wenn ich das eine Weile mache, dann bastle ich damit an meiner neuen besten Version? Ich baue mir ein neues Haus auf dem Grundriss des alten. Ich mache nicht halt vor tragenden Mauern. Ich kann kleine Zimmer in große verändern.

Ich kann Treppen einziehen. Alles ist möglich«, dachte sie laut.

»Genauso ist es.«

Sie zögerte. »Ja. Ja, das gefällt mir. Aber ... Also lieber würde ich ehrlich gesagt vier Wochen eine Ayurveda-Kur oder so etwas machen. Das wäre jetzt das, was ich brauche.«

Ich nickte. Ja, das würde ihr guttun, doch das war in ihrer Situation nicht möglich, wie sie ja selbst dargelegt hatte. Sie konnte ihre Kinder in der jetzigen Lage nicht allein lassen, sie waren wegen des Auszugs ihres Ehemannes schon genug belastet. Und natürlich hätte sie das auch nicht übers Herz gebracht.

Als junger Mann bin ich jedes Jahr ein, zwei Monate in Asien unterwegs gewesen. Wie wichtig diese Erfahrung war, fiel mir während meines Burn-outs auf, der vermutlich noch gravierender ausgefallen wäre, wenn ich diese Resets davor nicht gehabt hätte. Es war mir stets ein tiefes Bedürfnis, mich in regelmäßigen Abständen nicht ein bisschen, sondern richtig »auszuklinken«. Bevor ich so viel Verantwortung trug als sportlicher Leiter einer großen Fitnesskette, war das auch möglich.

Gewiss haben wir alle irgendwann mal Urlaub. Die Frage ist nur, was machen wir draus. Lenken wir uns lediglich vom Alltag ab und genießen es, mal nichts zu tun? Oder nutzen wir diese Zeit auch dafür, eine Standortbestimmung zu machen? Ich glaube eigentlich schon, dass die meisten Leute das tun, denn sie kommen mit guten Vorsätzen aus dem Urlaub, was sie jetzt anders machen wollen. Vielleicht klappt es eine Weile, doch dann sind sie leider schon wieder im alten Trott. Warum? Weil es nur ein Gedanke war, keine bewusst durchgeführte regelmäßige

Veränderung. Nur das, was wir regelmäßig, achtsam und aufmerksam, mit Bewusstsein tun, das bleibt.

Wenn wir unsere Auszeiten, unsere Urlaube also auch dazu nutzen, bewusst innere Balance zu finden, dann werden wir in einer nachhaltig besseren Version zurückkommen und auf diese aufbauen können. Früher habe ich vor allem aufgetankt, um wieder in die Vollen gehen zu können, und gern auch darüber hinaus. Ich tankte Energie, und ich verschleuderte sie. Heute achte ich darauf, dass mein Energielevel stets hoch bleibt. Ich genieße meine Auszeiten, aber eben nicht nur im Urlaub, sondern ich nehme sie mir täglich – mehrere. Das können fünf Minuten zwischendurch sein, eine Viertelstunde am Abend, eine Stunde am Morgen. Diese ständigen Back-ups haben mein Leben verändert. Hin und wieder gibt es einen größeren Reset, in dem ich mir all das bewusst mache.

So läuft auch mein Intensiv-Reset ab, wenn ich mit einem Klienten für vier Tage in die Berge gehe. »Vielleicht können wir das mal machen, wenn die Kinder stabil sind«, meinte meine Klientin. Bis dahin wollte sie meine Tipps gern in ihren Alltag integrieren.

Ich behaupte nicht, dass es einfach ist. Aber es ist möglich. Vor allem, wenn wir uns bewusst machen, dass es meistens die kleinen, aber fundamentalen Dinge im Leben sind, die eine unglaublich große Wirkung entfalten können.

Der Reset versetzt uns psychisch und physisch in einen Zustand, in dem wir innere Kraft, Stärke und Gelassenheit herstellen können. Dadurch entspannt sich der Körper, und mit entspannten Körpersystemen fühlt sich das Leben völlig anders an. Vieles fällt uns leichter oder leicht, es gelingt uns. Wir sind entspannt und gleichzeitig total präsent. Weil wir da sind. Um diesen Zustand zu halten, braucht es Training. Wer ihn erfahren hat, will ihn nie mehr missen! Im zweiten Teil des Buches steigen wir gleich richtig ein: Wir etablieren genau diesen Zustand. Wir entmüllen sozusagen das System. Wir speichern bewusst nur noch solche Programme, die uns nutzen, weil sie uns weiterbringen.

Der Mensch ist natürlich kein Computer, und trotzdem ist der Vergleich nicht schlecht, dass wir Hard- und Software gleichermaßen benötigen. Die Software allein nutzt nichts ohne die Hardware. Genauso ist es mit dem Körper, den man als Hardware bezeichnen könnte. Die Programme sind die Software. Dass ich heute bei meinem »echten« Computer auf regelmäßige Back-ups achte, ist auch einem ziemlich unangenehmen Erlebnis geschuldet. War es mein erster oder mein zweiter Computer? Ich weiß es nicht mehr. Aber irgendwann gab er den Geist auf. Absturz, Ende, nichts ging mehr. Da ich kein Back-up hatte, kostete es viele Nerven, Geld und Zeit, bis ich wieder online war. Ich hatte einfach immer nur mit diesem Computer gearbeitet, immer mehr Daten draufgeladen ... so, wie ich es einige Zeit davor mit meinem Körper getan hatte.

Wir speichern ständig Daten in unserem System. Wenn wir keine Mentalhygiene betreiben, ist es nur logisch, dass das Ganze irgendwann zusammenbricht. Denn es wird ja nicht weniger, sondern immer mehr, und das alles immer schneller. Auch die Anforderungen an uns steigen stetig. Die Schulzeit war ein Klacks gegen das, was einen später erwartet: im Beruf, mit Familie, Finanzen, Partnerschaften, Kindern ... Wie heißt es so schön: Es ist kompliziert. Ja. Mindestens! Und wir speichern und speichern und speichern, auch wenn der Arbeitsspeicher längst voll ist.

Störgefühle unterdrücken wir, keine Zeit dafür. Der verspannte Nacken wird mit einem Wärmepflaster und einer Tablette ruhiggestellt. Oder man braucht abends ein, zwei, drei Gläser Wein, um überhaupt schlafen zu können, weil einem so viel durch den Kopf geht.

Wir erhalten Warnungen: Symptome. Es können sich ernsthafte Erkrankungen entwickeln oder lästige Befindlichkeitsstörungen wie ständige Rückenschmerzen – an die man sich gewöhnt. Es kann auch gar nichts passieren, außer dass man sich halt irgendwie durch den Alltag kämpft. Ist das Lebensqualität? Nein.

Lebensqualität heißt, dass Körper, Geist und Seele in einem Optimalzustand laufen. So beugen wir einem Absturz vor, und wenn wir ihn trotzdem durchführen, dann kontrolliert als Reset.

Alle Menschen, die in ihren Bereichen außergewöhnlich gut sind, befolgen bewusst Strategien, Rituale, Abläufe. Die sind ihnen nicht in den Schoß gefallen, die haben sie trainiert. Nach einer Weile entwickeln sich Routinen, das kennen Sie vom Autofahren. Erinnern Sie sich an Ihre erste Fahrstunde? Und heute? Sie denken überhaupt nicht darüber nach, dass Sie fahren. Im Kampfsport ist es genauso. Es erfordert viel Training, die einzelnen Bewegungen zu lernen, sie miteinander zu verbinden. Irgendwann jedoch gehen sie einem in Fleisch und Blut über.

Wie sich das auswirkt, habe ich selbst zwei Mal erlebt. Das erste Mal war in San Francisco. Mit meiner damaligen Partnerin lief ich durch eine menschenleere Gasse am Hafen. Seinerzeit gab es noch keine Handys – wir hatten uns verlaufen, weil die Abkürzung zum Hotel nicht so funktionierte, wie wir geglaubt hatten. Meine Partnerin war ein Stück von mir entfernt, sie war wenige Meter vorausgelaufen und wollte um eine Ecke schauen, ob es dort weitergehen würde oder wir besser umdrehen sollten. Plötzlich stand ein Mann vor ihr, forderte Geld und hob drohend die Hand.

Ich weiß bis heute nicht, wie ich an ihre Seite beziehungsweise vor sie gekommen bin. Ich muss geflogen sein. Gelandet bin ich in der Kampfstellung des Karate, Sie kennen sie. Die sieht aus wie ein Ausfallschritt, nur nicht so weit. Also ein fester und doch flexibler Stand mit absolut aufgerichtetem Oberkörper und einem klaren Gesichtsausdruck, der deutlich zeigt: Stopp, hier geht es nicht weiter! Ich dachte keine Sekunde darüber nach. Es passierte einfach und beeindruckte mich selbst enorm. Den Täter auch: Er gab schleunigst Fersengeld.

Diese Entschiedenheit funktioniert, auch wenn man keinen Karategurt, sondern nur einen normalen Hosengürtel trägt! Probieren Sie es gern aus: Stellen Sie sich in einen festen und sicheren Stand und richten Sie Ihren Oberkörper maximal auf. So, wie man es sich bei einem General vorstellt. Bleiben Sie mindestens zwei Minuten in dieser Position. Danach fühlen Sie sich stärker und selbstbewusster. Es ist ein Gewinner-Gefühl. Das haben wir im Kampfsport vor unseren Wettkämpfen praktiziert. Und es hat funktioniert!

Beim zweiten Mal ohne Wettkampf im Karate-Modus lief ich nachts durch meine Heimatstadt Zürich und begegnete einer alkoholisierten Gruppe Jugendlicher. Ob ich eine Zigarette für sie hätte. Nein, hatte ich nicht. »Hey, du lügst doch!«

Sie machten Anstalten, mich zu durchsuchen. Es blieb bei den Anstalten. Wieder hatte ich nicht gedacht, ich war ganz automatisch in Position gegangen.

Genauso automatisch führe ich heute regelmäßig meine Back-ups und Resets durch. Sie bilden die Essenz meiner jahrzehntelangen Arbeit ab. Und nun freue ich mich auf unser gemeinsames Training!

Sind Sie bereit?

Dann: Hajime! (Wie wir im Karate sagen.)

Meine persönlichen Erkenntnisse

力

Kraft & Stärke

ZWEITER TEIL

SICH SAMMELN

Inzwischen haben wir viele Informationen rund um den Reset gesammelt, auf den Sie sich in den folgenden Kapiteln auch mit praktischen Übungen vorbereiten. Jetzt wird es persönlicher. Es geht darum, sich selbst zu sammeln – und zwar im Wesentlichen. Und das fällt vielen Menschen immer schwerer.

Denn wie finden Sie das Wesentliche heraus, in dem Sie sich sammeln wollen? Das ist leichter gesagt als getan in unserer Zeit, und es ist nicht nur eine Frage der Konzentration, sondern auch der Vielfalt. Denn jeder von uns ist ja nicht eine betonierte Persönlichkeit, sondern setzt sich aus vielerlei Teilpersönlichkeiten zusammen. Doch welche sind wirklich wichtig? Welche waren mal wichtig? Und was ist die Essenz? Ganz tief drin wissen Sie es. Dort funkelt es. Ihre Essenz. Ihr So-Sein, Ihr Wesenskern, wenngleich er im Alltag oft verschüttet ist. Außerdem tun wir selbst oft vieles, um ihn zu verpassen. Wir lenken uns ab vom Wesentlichen. Die eigene Komfortzone ist nun mal ein überaus behaglicher Ort. Doch weiterentwickeln können wir uns nur abseits des bequemen Sofas!

Wann sammeln Sie sich? Vermutlich vor einem wichtigen Termin. Man atmet noch mal tief durch, konzentriert sich, »sammelt seine Gedanken« – und dann rein ins Gespräch. So mache ich es im Prinzip auch, nur beginne ich lange vor dem Termin mit der Sammlung. Und ich habe sie von Terminen abgekoppelt. Ich sammle mich auch zwischendurch, ohne Termin in Aussicht. Das hat sich sehr bewährt, denn wenn ich heute sehr schnell sehr konzentriert sein muss, profitiere ich von einer steten Grundsammlung.

Ich arbeite auch als Keynote Speaker, und da merke ich immer wieder, wie hilfreich die große innere Sammlung ist, die mir die kleine vor einem Vortrag so leicht macht. Und schon als Leistungssportler hatte die Sammlung für mich eine besondere Bedeutung.

Ich begann am Abend davor, denn wenn man nicht gesammelt ist, fehlt einem die Leichtigkeit, die man braucht, um schnell zu reagieren. Sammeln ist bewusstes Erden. Von hier aus ist es leicht, zu tänzeln. Sie kennen die Bewegung vielleicht vom Boxen, wenn die Kämpfer sich umtanzen. Dieses spielerische Tänzeln, absolut geerdet, total sicher und dennoch geschmeidig, ist auch eine sehr erfolgreiche Methode für den Tanz des Lebens.

Am Tag des Wettkampfs stand ich stets sehr früh auf und begann mein Morgenritual durch verschiedene Stufen dieses Sammelns – physisch und psychisch. In einer Meditation versenkte ich mich in Stille, und das führte mich in meine Mitte. Diese zu bewahren ist eine Herausforderung, denn in einer Halle ist es laut, das Licht ist hell, viele Einflüsse strömen während des Wettkampfs auf die Sportler ein. Jetzt konzentriert zu bleiben, in der Mitte, fokussiert und schließlich im Tanz zu fließen, das ist die Kunst. Manchmal gelang es gut, manchmal weniger. Und immer lernte ich ein Stück mehr und lerne es noch heute. Ich würde nicht behaupten, dass ich total cool bin, wenn ich vor einigen Hundert Menschen spreche. Aber ziemlich entspannt, denn ich bin ja gut gesammelt.

Ich habe die Erfahrung gemacht, dass viele Menschen große Schwierigkeiten haben, in die Ruhe zu kommen. Es geht ihnen so viel durch den Kopf, sie sind innerlich so nervös, dass sie es nicht schaffen. Dann muss das Wasserglas erst einmal aktiv ausgeschüttet werden. Nachfolgend beschreibe ich eine Methode, die bei meinen Vorträgen stets sehr erfolgreich ist. Gewiss kommt da die Gruppendynamik dazu, aber meine Klienten praktizieren das auch für sich allein und berichten mir, dass es wirkt. Danach sind sie in einem besseren Zustand als davor. Sie sind gesammelt.

Als ich diese Übung als Teilnehmer bei einem Seminar von Tony Robbins oder vielleicht auch bei Jan Becker zum ersten Mal machte, war sie mir vor allem peinlich. So peinlich, dass ich das erste Mal wahrscheinlich deshalb nicht mehr genau zuordnen kann. Ich sollte jetzt aus dem Stegreif herumspringen und mich selbst loben? Wie albern! Nein, dachte ich, so was mache ich nicht. Doch mein Verstand erkannte sofort den Sinn der Übung, denn durch die Bewegung würde sich meine Hormonausschüttung verändern, hin zum Guten, na klar. Also machte ich mit, sprang mit Hunderten anderen Teilnehmern auf und ab, klopfte mir auf die Schulter und rief mir zu, wie toll ich sei. Nach ein, zwei Minuten machte es mir sogar Spaß. Seither bin ich ein Fan dieses beschwingenden Tricks, mit dem man sofort ganz präsent ist. Und hellwach! Also: Wollen Sie es wissen, oder müssen Sie mal dringend zur Toilette, so wie ich es mir damals überlegte, als ich hörte, was ich tun sollte?

Glauben Sie mir: Sie würden etwas verpassen!

Aus der Praxis: Power-Switch

Damit es nicht ganz so peinlich wird, erzähle ich von meinem eigenen Power-Switch, der mittlerweile zu meinen Lieblingsübungen zählt. Machen Sie mit! Und bitte benutzen Sie Ihren gesamten Körper und auch die Stimme!

Als Erstes stelle ich den Timer auf meinem Handy auf 60 Sekunden ein. Dann geht's los: Ich tanze, springe, klatsche, juble so, als wäre gerade das Tollste, Größte, Beste, Überwältigendste überhaupt passiert. Ich trommle mir in Tarzan-Manier mit den Fäusten auf die Brust, reiße meine Arme hoch, genieße die Siegerpose, und mein Gesicht ist ein einziges Strahlen. Sechzig Sekunden lang.
Dann stoppe ich und spüre mit geschlossenen Augen nach, egal ob im Stehen oder Sitzen.
Wie fühle ich mich?
Mein Körper, meine Muskeln, mein Herz, mein Hirn, alles.
Es ist jedes Mal rundum super.
Ich bin geflutet von positiven Gefühlen. Gerade so, als wäre ich mehrere Stunden in der Natur unterwegs gewesen. Total aufgetankt. Dieses Wunder bewirkt der Power-Switch in 60 Sekunden. Okay, manchmal gönne ich mir auch 90 Sekunden, es ist einfach zu gut!

Meine persönlichen Erkenntnisse

____

____

____

Werte

Auf welche Tropfen in Ihrem Wasserglas können Sie verzichten? Wollen Sie oder müssen Sie gar verzichten, aus gesundheitlichen Gründen? Und wie schaffen Sie es, dass Ihnen niemand hinter Ihrem Rücken heimlich etwas ins Glas kippt? K.-o.-Tropfen sozusagen, die Sie daran hindern, das Leben zu führen, das Sie sich wünschen. Diese Zeiträuber können Abgesandte aus dem Untergrund, Ihrem Unbewussten, sein, die Sie sabotieren. Es können aber auch andere Menschen sein, bei denen Sie nicht Nein sagen können, die Sie also ebenfalls sabotieren, wenn auch mit Ihrer Einwilligung, denn Sie haben ja zu ihnen gesagt: Ja, klar übernehme ich das für dich. Ja, ich kümmere mich darum. Geh du nur schon, ich bleibe noch länger.

Ein Ja zu anderen ist nicht selten
ein Nein zu sich selbst.

Manchmal geschieht das Nein zu sich selbst aber auch aus Bequemlichkeit. Es ist viel schöner, sich auf dem Sofa sozusagen gehen zu lassen, als sich zu sammeln. Und auch Ablenkungen sind dann willkommen. Es ist einfach zu verlockend, wenn man nicht die Verantwortung dafür trägt, falls die Dinge nicht so laufen, wie man das möchte. Man konnte überhaupt nichts dafür. Man hätte schon gern. Aber dann kam eben etwas dazwischen ...

Sie merken schon, es ist gar nicht so einfach, das alles auseinanderzuhalten. Dabei geht es um nicht mehr und nicht weniger als herauszufinden, was Sie wirklich wollen. Sie selbst. Nicht das, was Sie glauben, was andere von Ihnen erwarten. Sie selbst!

Darf ich das überhaupt?

Das beste Navi in diesem Dschungel sind unsere Werte. Wenn wir sie kennen, wissen wir, ob das, was wir wollen, uns auch wirklich guttut.

Der Schatz im Wert

Über Werte wird häufig in der Politik gesprochen. Und natürlich, ich bin Schweizer, im Bankengeschäft. Doch jeder von uns wird von seinen Werten geleitet. Wir sagen halt nur nicht: Das verstößt gegen meine Wertvorstellungen, sondern so etwas wie: Das geht mir gegen den Strich, da sträuben sich mir die Haare, das gefällt mir nicht, damit fühle ich mich nicht wohl und so weiter.

Wenn wir nichts sagen, stimmt meistens alles. Wir erleben uns und eine aktuelle Situation in Einklang mit unseren Werten. Dann haben wir auch optimale Energie zur Verfügung. Nichts blockiert uns.

Manche unserer Werte sind unverhandelbar. Sie sind uns sozusagen in die Wiege gelegt. Andere verändern sich im Laufe des Lebens, und nicht unbedingt immer zum Besten. Das kann man oft beobachten, wenn Menschen plötzlich sehr viel Erfolg haben, dafür aber einige ihrer Werte »verkaufen« müssen. Im Coaching kann diese Erkenntnis ein schmerzhafter Prozess sein, der gleichzeitig eine Lösung beinhaltet: Rückkehr zu dem, was im tiefsten Inneren ein hoher Wert ist. Es kann aber auch sein, dass Menschen an alten Werten festhalten, die sie gar nicht mehr richtig vertreten können. Sie halten aus Gewohnheit daran fest oder weil es in ihrer Familie Tradition ist. Auch das ist schmerzhaft, denn es führt in ein falsches Leben. Was sich wiederum auf körperlicher Ebene mit gesundheitlichen Problemen melden kann – und auf seelischer Ebene kann es in die Depression führen.

Ein Hinweis dazu noch: Werte haben eine unendliche Macht. Sie sind es, die uns steuern. Egal, ob es um beruflichen Erfolg geht, ums Abnehmen, unsere Fitness oder die Partnerschaft: Stets bestimmen unsere Wertvorstellungen unser Verhalten. Wir wollen im Einklang mit unseren Werten leben und versuchen deshalb, unsere Umwelt so zu formen, dass es für uns passt. Doch was für uns passt, kann für andere absolut unpassend sein. Was uns wiederum nicht passt. Es kommt zu einem Konflikt. Je nachdem, welche Werte uns leiten, werden wir sie offen oder versteckt oder gar nicht austragen. Dabei müsste es oft gar nicht zum Konflikt kommen, wenn man berücksichtigt, dass jeder Mensch der Hauptdarsteller in seinem eigenen Film ist. Jeder möchte, dass alles so läuft, wie er es will. Und die anderen sollen meine Sicht auf die Welt teilen. Wehe, wenn nicht!

Konflikte sind leichter aufzulösen, wenn man seine Werte kennt. Und die des Gegenübers. Die meisten Menschen wissen mehr über ihr Auto, ihren Garten, ihr Haus oder ihr Geschäft als über ihre Werte. Genauso ist es beim Körper, den viele Menschen auch heute noch gern der Medizin überantworten. Als hätten sie selbst nichts mit ihm zu tun. Aber der Körper ermöglicht uns das Leben! Ohne Körper wären wir nichts. Doch man beschäftigt sich nur dann mit ihm, wenn er nicht das tut, was er soll. Oder wenn er wehtut. So war das bei mir früher auch, in gewisser Weise ist es ein Privileg der Jugend. Doch je eher wir mit der Wertschätzung des Körpers beginnen, desto besser. Denn der Körper ist es, der eine ungesunde Lebensweise ausbadet.

Oder sind wir es? Sind wir der Körper? Und wenn nicht, wer dann? Es wird schnell philosophisch und spirituell, wenn man sich mit diesen Fragen beschäftigt. Und wer hat schon Zeit für so was. Oder für ein gesundes Körpertraining. Wir rasen doch alle unserer Zeit hinterher. Wer sagt schon, er hätte genug davon ...

Das Wertvollste im Leben ist die Zeit.
Leben heißt, richtig mit der Zeit umzugehen.

BRUCE LEE

Zeitmangel als Volkskrankheit

Obwohl wir alle immer gleich viel Zeit haben, scheint sie zu schrumpfen. Aber Fakt ist: 31 536 000 Sekunden bekommen wir am 1. Januar jedes Jahres auf unser Zeitkonto überwiesen. In jeder Stunde werden uns 3600 abgebucht, egal, wie wir sie verbracht haben. Am 31. Dezember um Mitternacht ist jede einzelne davon weg. Nichts bleibt übrig ...

Eigentlich wäre das richtiggehend deprimierend, gäbe es da nicht unsere Erinnerungen, in denen wir schöne Momente aneinanderreihen können. Davon möglichst viele zu sammeln, erscheint als lohnendes Ziel, wird aber immer schwieriger in unserer Gesellschaft, in der die Tage Löcher zu haben scheinen – und ständig verschwindet wieder ein Pfund Zeit darin.

Wie kann das sein? Auch dieses Mysterium können wir mithilfe unserer Werte erklären.

Meine persönlichen Erkenntnisse

Häufig kommen Klienten mit dem Arbeitsauftrag zu mir: »Ich möchte mir mehr Zeit nehmen für mich selbst und die Dinge und Themen, die mir wirklich Spaß machen.« Sie haben das Gefühl, ihr Leben nur noch abzuhaken. Die Pflicht, To-do-Listen zu erfüllen, scheint vom Job auch ins Privatleben geschwappt zu sein. Ältere Manager erzählen mir, dass sie am Wochenende früher noch ein bisschen Zeit für sich und die Familie hatten. Heute sind sie 24/7 erreichbar, und wenn sie das Handy ausschalten, dann ist ihr Kopf doch ständig beschäftigt mit der Firma. Nie sind sie mit den Gedanken dort, wo sich ihr Körper aufhält.

»Das kann doch nicht gesund sein!«

Ja, das stimmt. Auf die Dauer macht das krank und unzufrieden. Deshalb sollte man, wenn man dies bemerkt, so früh wie möglich einen Notausgang suchen. Zum Beispiel mit einem Coaching, das die eigenen Werte aufschlüsselt.

Angenommen, der eben genannte Manager wäre alleinstehend, hätte seine Firma gegründet, und sie wäre sein Lebensinhalt ... dann hätte er kein Störgefühl, denn seine Arbeit hätte den ersten Rang in seiner Werteliste. Hat er jedoch Familie, dann befindet er sich in einem ständigen Konflikt, und ein solches inneres Hin-und-hergerissen-Sein ist ungesund.

Die meisten Menschen, die über zu wenig Zeit klagen, beschäftigen sich mit Zeitmanagement. Sie befolgen die bekannten Tipps – doch es bringt ihnen nichts oder zu wenig. Das frustriert sie. So schrauben sie sich immer mehr in das Problem hinein. Es fehlt die Vogelperspektive, um zu bestimmen, wie die aktuelle Situation aussieht. Ich bitte meine Klienten, die mit Zeitnot zu mir kommen, eine Woche lang aufzuschreiben, was sie Tag für Tag tun, in Dreißig-Minuten-Angaben. Womit füllen sie ihren Tag? In einer zweiten Spalte sollen sie notieren, wie sie sich dabei fühlen.

Sehr oft sagen mir meine Klienten beim zweiten Termin: »Ich hasse es, Pläne auszufüllen.«

Das ist für mich ein wichtiger Hinweis darauf, dass das, was sie tun, nicht mit ihren Werten übereinstimmt. Nicht der Plan ist die Herausforderung, sondern die Kluft, die er offenbart: Das Leben stimmt nicht mit der Vorstellung überein, Theorie und Praxis sind zweierlei. In einem zufriedenen, ja, auch glücklichen Leben wären sie deckungsgleich. Natürlich gibt es manchmal schwierige Zeiten, wo das nicht immer zu einhundert Prozent klappt, aber das ist dann eben die Ausnahme und nicht die Regel.

Das Leben ist nicht perfekt, es gibt immer Dinge, die nicht so laufen, wie wir es wollen. Aber wer sich seine Werte regelmäßig bewusst macht, hat die Chance, einem wirklich zufriedenen Leben ziemlich nah zu kommen!

Saboteure nagen an der Zeit

Warum aber ist das mit dem schönen Leben so schwierig? Um diese Frage zu beantworten, müssen wir in ein bestimmtes Kellerabteil hinabsteigen, wo bei jedem von uns ein paar Saboteure am Glück sägen. Das wissen die aber nicht. Sie glauben, sie würden uns einen Gefallen damit tun. Denn diese Saboteure leben schon sehr lange im Untergrund, meistens seit unserer Kindheit. Und deshalb haben sie gar nicht mitbekommen, dass wir zwischenzeitlich groß geworden sind, dass wir uns weiterentwickelt haben. Sie gehen noch immer von damals aus, als sie gewisse Strategien entwickelt haben, weil ihnen keine anderen zur Verfügung standen.

Bei meiner eben vorgestellten Klientin lag der Fall so, dass sie eine ältere Schwester hatte, die ihr immer als leuchtendes Beispiel vorgehalten wurde. Die ältere Schwester war musisch sehr begabt, während meine Klientin ein Händchen fürs Handwerk hatte. Sie versuchte jedoch alles, um der großen Schwester nachzueifern, die die Tanten und Onkel und Großeltern so sehr entzückte, wenn sie vorspielte. Obwohl sie es nicht allzu gern mochte, übte sie Klavier und ging ins Ballett, wo sie häufig verspottet wurde. Sie war nun mal keine Grazie, vor allem, als sie ein bisschen mollig wurde. »Vielleicht habe ich mir da einen kleinen Schutzmantel angefuttert«, meinte sie später dazu. Was sie auf jeden Fall als Programm abgespeichert hatte, das war: *Niemals aufgeben. Hart trainieren. So perfekt wie möglich sein.*

Perfektion kostet aber Zeit, sehr viel Zeit. Noch dazu, wenn sie auf einem Gebiet geleistet wird, in dem es nicht viel bringt, weil man einen inneren Widerstand dagegen hat. In dieser Situation war sie als erwachsene Frau abermals. Zu allem beruflichen Stress steckte sie nämlich auch noch in einer Beziehung, die schon länger unglücklich war. Das wusste ein Teil von ihr. Der andere investierte unentwegt weiter in diese kaputte Beziehung.

Sie befand sich in einem Dilemma. Als erwachsene Frau wollte sie die Beziehung beenden und sich einen neuen Job suchen. Doch das Programm des Saboteurs in ihrem speziellen Kellerabteil schrieb ihr vor, es immer und immer wieder zu versuchen. Dranbleiben als höchstes Gut. Dieses Programm war in einem Lebensalter installiert worden, in dem wir von der Zuneigung, Anerkennung und Liebe unserer Familie abhängig sind. Ohne würden wir es nicht schaffen. Also müssen wir alles tun, um sie zu erhalten. Zur Not auch gegen unsere eigenen Überzeugungen. Hauptsache überleben! Aus diesem Grund sind die Werte so unendlich machtvoll. Wir können nicht gegen sie leben, dabei zerreißt es uns. Wir können sie aber erkennen und liebevoll in die Jetztzeit begleiten. Genau diesen Prozess begann meine Klientin nun. Dabei geht es nicht darum, was richtig oder falsch ist. Es geht einfach um das Wahrnehmen der Situation. Und dann sieht das ganze Bild anders aus, weil wir Wirkung und Ursache trennen können. Nicht der Partner meiner Klientin, der, wie sie gedacht hatte, nicht ausziehen wollte, war das Problem. Nein, sie selbst beziehungsweise ihr Saboteur hatte dies verhindert.

Im Coaching versöhnte sich meine Klientin mit diesem Saboteur. Sie nahm seine Sorge um sie wohlwollend wahr, bedankte sich bei ihm für seine Interventionen und sagte ihm, dass sie nun groß sei und die Dinge selbst regeln könnte und selbst entscheiden würde, wann es sich lohne dranzubleiben und wann es besser wäre, etwas sein zu lassen. In einem Ritual verabschiedete sie diesen Saboteur liebevoll in den Ruhestand. Und er war froh, dem Kellerabteil zu entkommen. Ist ja nicht so richtig schön dort.

Es kann sein, dass in der Folge ein anderer Saboteur auftaucht. Meistens arbeitet ja nicht nur einer scheinbar gegen uns. Ist man jedoch einmal hinabgestiegen in diese Tiefen, fällt einem die Ursachenforschung zukünftig leichter. Eine therapeutische Begleitung bei diesem Prozess ist meistens eine Abkürzung; manchmal kommt man ja auch in Gegenden, wo es ganz guttut, sich an der Hand einer erfahrenen Begleiterin zu wissen ...

Wie auch immer, die Erkenntnis steht vor der Veränderung. Wir müssen die Ursachen erkennen. Alle anderen Dinge außenherum – ich brauche ein neues Zeitmanagement, ich muss weniger essen, ich muss mich mehr bewegen – lösen sich in Luft auf, sie regeln sich automatisch und harmonisch, sobald die Ursache entlarvt wurde.

Erkenntnis ist der Motor jeder Veränderung.

Wenn wir etwas erkannt haben, müssen wir nicht mehr mit uns selbst ringen. *Ab Montag werde ich keine Süßigkeiten mehr essen*, nimmt man sich vor. Und dann reißt man die Schokolade doch auf. Wenn wir etwas wirklich erkannt haben, dann versorgt uns das mit innerer Kraft. Und die Schokolade bleibt im Schrank.

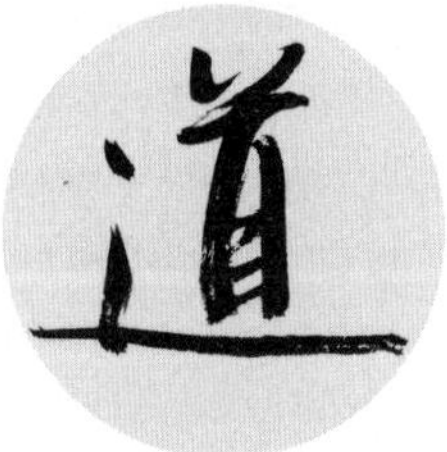

Weg & Wahrheit

Meine persönlichen Erkenntnisse

Sie merken schon, dass in den Werten ein bedeutender, wenn auch oft verborgener Schlüssel zum Lebensglück liegt. Und übrigens auch zu einem guten Miteinander mit anderen Menschen. Denn jeder von uns hat ja andere Werte, die ihn steuern. Wenn Sie die wichtigsten Werte anderer Menschen kennen, können Sie deren Verhalten gut vorhersagen und besser mit ihnen umgehen. Sie sind dann auch nicht mehr so schnell enttäuscht oder gekränkt, wenn andere »komische Sachen« machen. Sie können sich erklären, warum das so ist. Warum rastet jemand aus, wenn er mal zehn Minuten warten muss? Weil für ihn Pünktlichkeit ein extrem hoher Wert ist. Warum will ein anderer nie feste Termine vereinbaren, sondern alles am liebsten spontan tun? Weil Freiheit für ihn ein extrem hoher Wert ist.

Warum Werte so wertvoll sind

Sie helfen dabei, unsere Zeit besser einzuteilen.
Sie machen es leicht, Prioritäten zu setzen.
Sie erleichtern es, die richtigen Entscheidungen zu treffen.
Sie sind maßgeblich daran beteiligt,
dass wir unsere Lebensziele erreichen.

Aus der Praxis: Werte-Check

Im folgenden Check werden wir nun Ihren Werten auf die Spur kommen. Am besten ist es, wenn Sie sich vor dieser Übung ein wenig bewegen. Tanzen, spazieren gehen, was auch immer Sie in Schwung bringt, vielleicht sogar ein Power-Switch. Gönnen Sie sich diese Zeit für sich selbst. Wir haben etwas Wichtiges vor, das vielleicht sogar Ihr Leben verändern kann. Es wäre schade, wenn Sie es zwischen Tür und Angel »abhaken« würden oder nur mit dem Verstand – ohne die tiefen Kräfte Ihres Unterbewusstseins! Es wird Sie sicher lotsen. Sind Sie bereit?

Nehmen Sie sich ein Blatt Papier und schreiben Sie. Benutzen Sie bitte wirklich Papier und Stift, nicht den Laptop oder das Tablet. Mein persönlicher Tipp: Besorgen Sie sich ein schönes Büchlein, in das Sie schreiben; vielleicht haben Sie das ja schon gemacht mit Ihrem Erfolgstagebuch. Beim Schreiben mit der Hand werden mehr Regionen im Gehirn aktiviert, als wenn Sie auf einer Tastatur tippen oder über ein Display wischen.
Und jetzt: Erstellen Sie eine Liste von Werten, die Ihnen spontan einfallen. Denken Sie nicht lange darüber nach. Was Ihnen in den Sinn kommt, schreiben Sie auf. Vertrauen Sie Ihrer Intuition, Ihrem Bauchgefühl.

Harmonie, Freiheit, Verantwortung, Glück, Lust, Achtsamkeit, Mitgefühl, Humor, Leichtigkeit, Freude, Selbstbestimmung, Ruhe, Gelassenheit, Leidenschaft, Offenheit, Loyalität, Natürlichkeit, Sicherheit, Spiritualität, Gesundheit, Großzügigkeit, Nachhaltigkeit, Toleranz, Tradition, Genuss, Kommunikation, Verbindlichkeit, Zuverlässigkeit, Ordnung, Kreativität, Schönheit, Vitalität
Dankbarkeit, Spielen, Geborgenheit, Akzeptanz, Kraft, Zärtlichkeit, Sinnlichkeit, Gelassenheit, Sportlichkeit, Häuslichkeit, Wissen, Einsicht, Engagement, Liebe, Weisheit, Rücksicht, Aufregung, Lust, Flexibilität, Spaß, Klarheit, Präzision, Glaubwürdigkeit, Beharrlichkeit, Erfolg

Im nächsten Schritt picken Sie Ihre Top-Fünf-Werte heraus, die für Sie selbst wichtig sind, und bringen Sie sie in eine Reihenfolge. Was ist Ihr wichtigster Wert, was der zweitwichtigste und so weiter. Wenn Sie das nicht auf Anhieb entscheiden können, bilden Sie Häufchen. Manche meiner Klienten finden es hilfreich, die Werte als Papierschnipsel vor sich zu haben und herumzuschieben. Sie brauchen sich nicht sofort zu entscheiden. Sie können zwei, drei Tage darüber sinnieren und alles wieder neu ordnen. Irgendwann werden Sie spüren: Jetzt stimmt

es. Dann haben Sie Ihre fünf Hauptwerte in der richtigen Reihenfolge gefunden.
Wenn Sie sich noch immer unsicher sind, können Sie jeweils drei Begriffe vor sich auf den Boden legen. Schließen Sie kurz die Augen und sagen Sie das jeweilige Wort laut oder denken Sie es konzentriert. Fühlen Sie in dieses Wort hinein. Sie werden eine körperliche Reaktion bekommen, die Ihnen zeigt, ob Sie mit diesem Wert weitermachen wollen oder ihn beiseitelegen. Vergegenwärtigen Sie sich, dass es um Ihr Gefühl, um Ihr Leben, um Ihre Werte geht, nicht um jene, die andere Ihnen unterschieben wollen – wozu auch Ihre Saboteure gehören.
Fahren Sie so fort, bis sich Ihre fünf Hauptwerte herauskristallisiert haben.

Sie brauchen niemandem zu erzählen, welche Werte Sie gewählt haben. Aber wenn Sie selbst Bescheid wissen, wo Sie stehen, was Ihnen wichtig ist, können Sie alles in Ihrem Leben zu Ihrem Wohlbefinden und Glück regeln. Sie leben dann nicht mehr im Widerstand. Alles fließt. Sie haben maximale Energie zur Erreichung Ihrer Ziele zur Verfügung. Falls Sie noch eine kleine Unsicherheit verspüren, lassen Sie sich Zeit und überprüfen Sie mit geschlossenen Augen noch einmal, ob Ihre Werte wirklich Ihre Werte sind. Schauen Sie sich jeden einzelnen genau an. Denn diese fünf sind die Basis, auf der der Reset und die Affirmationen, die wir später kreieren, stehen.

Meine persönlichen Erkenntnisse

____

____

____

Ihre Werte unter der Lupe

Nun braucht es noch zwei weitere Schritte, damit Sie die Werte, die Sie für sich herausgefunden haben, später im Reset erfolgreich herunterladen können.

Schreiben Sie Ihren ersten Wert auf ein Blatt Papier. Angenommen, Sie haben sich für *Freiheit* entschieden. Was genau bedeutet Freiheit für Sie? Beschreiben Sie das bitte in einigen Stichworten, ob beruflich oder privat. Wie genau äußert sich Ihre Freiheit? Versuchen Sie, Ihre Freiheit so gut zu beschreiben, dass ein anderer Mensch ganz genau verstehen könnte, was Sie damit meinen.

Machen Sie einen Absatz und beschreiben Sie als Nächstes, wie Ihre Freiheit sich anfühlt. Wie spüren Sie sich, was spüren Sie, wenn Sie sich frei fühlen?

Vielleicht fallen Ihnen sogar Situationen, Momente ein, in denen dieses Gefühl besonders stark war. Schließen Sie kurz Ihre Augen und spüren Sie in sich hinein, lassen Sie das Gefühl aufblühen. Wenn nun Wörter auftauchen wie beispielsweise ruhig, gelassen, entspannt, glücklich, entscheiden Sie sich für zwei oder drei. Überlegen Sie nicht lange. Nehmen Sie spontan, was jetzt passt.

Dann nehmen Sie die anderen vier Werte, die Sie im Werte-Check herausgefunden haben, unter die Lupe und verfahren genauso. Am Ende kürzen Sie Ihre Beschreibung auf die Essenz. Bewahren Sie Ihre Notizen auf, wir brauchen sie später für den Reset. Kurz zusammengefasst könnten Ihre Stichpunkte so aussehen:

Wert: Freiheit
  Wie und wo: in der Natur, Wald, Berge, Mallorca
  Gefühl: entspannt, gelassen, glücklich

Im Coaching: Abnehmen durch Zunehmen

Jana studierte an einer Universität in der Schweiz. Ich unterstütze die Mittzwanzigerin seit einer stressigen Prüfungsphase zwei Jahre zuvor. Damals war sie zu mir gekommen, weil sie gefühlt Tag und Nacht gelernt hatte und ihr Leben deshalb aus der Bahn geraten war. Sie hatte keine Zeit mehr für sich gehabt, keinen Sport getrieben und sich zunehmend unwohl gefühlt. Und zugenommen hatte sie auch ein bisschen. Ich sollte Jana helfen, wieder in die Spur zu kommen, so nannte sie es damals, und das schafften wir in wenigen Sitzungen zu ihrer vollsten Zufriedenheit.

Doch nun, zwei Jahre später, suchte sie mich abermals auf. Jana war verzweifelt, denn alles, was sie sich erobert hatte, war ihr wieder entglitten. »Ich weiß doch genau, was ich tun müsste! Ich kenne den Plan. Wir haben ihn doch speziell für mich erstellt. Er war perfekt, und er wäre es immer noch. Aber warum schaffe ich es nicht mehr, mich daran zu halten? Ich bin doch diszipliniert. Was ist nur los?«

Das konnte natürlich viele Gründe haben. Als Erstes gratulierte ich Jana, weil sie sich Hilfe holte. Das müsste gar nicht ich sein, Hauptsache, man merkt, dass man Unterstützung braucht. Das zeigte, dass sie gut auf sich achtete, sich weiterentwickeln und lernen wollte. Das ist aus meiner Erfahrung einer der wichtigsten Faktoren, um wirklich erfolgreich zu sein.

Schnell stellte sich heraus, dass Jana ihre Werte nicht wirklich bewusst installiert hatte. Ein Plan nützt einem aber wenig, wenn man seine wichtigsten Werte nicht kennt. In Janas Wertesystem waren wir bislang noch nicht so tief eingestiegen. Unser Thema vor zwei Jahren waren die damals bevorstehenden Prüfungen und ihre innere Balance gewesen.

Nun ermittelten wir gemeinsam Janas fünf Hauptwerte und fuhren sie mittels einer Affirmation in ihrem System hoch. Wie das genau funktioniert, erkläre ich am Ende des Buches, wo ich die Methode Schritt für Schritt für Sie zusammengefasst habe. Im Moment sind wir hier noch in der Vorbereitung für den großen Reset.

Ihre Affirmation wiederholte Jana von nun an jeden Morgen und Abend laut. Energie und Zuversicht durchströmten sie dabei, wie sie mir erzählte. Das veränderte viel in ihrem Leben. Sie hatte ihr Problem an den Wurzeln gepackt, statt an Symptomen herumzudoktern. Unsere Werte sind unsere Wurzeln!

Jana war eine jüngere Klientin, doch ihre Frage wird mir auch von älteren Klienten gestellt. Sie leben bewusst und sind überzeugt davon, ihre Werte zu kennen. Aber wenn wir dann noch einmal von ganz vorne anfangen mit der Suche, zeigen sich einige doch überrascht. So habe ich beispielsweise die Erfahrung gemacht, dass manche Menschen eine Scheu davor haben, Geld als Wert zu benennen. Das liegt daran, weil sie es be-werten und dabei gern abwerten. Andere Menschen haben überhaupt kein Problem, Geld als hohen Wert zu benennen. Aber wenn jemand beispielsweise sehr sozial eingestellt ist, vielleicht auch noch in einem sozialen Beruf tätig ist, dann verträgt sich das nicht mit dem Wert *Geld*. Also wird er vielleicht getilgt aus dem Bewusstsein, was dann zu starken inneren Konflikten führen kann. Man gibt sich selbst ein Stück Freiheit, wenn man beides zulässt: Ich habe *Geld* und *soziales Bewusstsein* als meine zwei höchsten Werte.

Das muss kein Widerspruch sein. Es wird aber zu einem, wenn man einen Wert unter den Tisch fallen lässt. Werte sind neutral, man muss nicht gleich erklären, dass man von dem Geld, das man erwirtschaftet, auch viel spenden kann. Es einfach mal stehen lassen. Die eigenen Werte stehen lassen als Bausteine des Lebens. Das entspannt ungemein.

Wenn du weißt, wer du bist,
dann weißt du, was du zu tun hast.
MOSHÉ FELDENKRAIS

Wenn wir mit Werten arbeiten, sollten wir sie nicht bewerten, sondern als das sehen, was sie sind: Grundsteine unserer Persönlichkeit. Diese können sich im Lauf unseres Lebens auch verändern, wenngleich das bei Basis-Werten wie etwa Zuverlässigkeit oder Freiheit selten vorkommt. Erfahrungen, die man im Lauf seines Lebens macht, können die Sichtweise auf die Welt und somit die Werte beeinflussen. Genauso Bildung, die man sich aneignet, oder wenn man sich in einer anderen als der gewohnten Kultur ansiedelt. Last, but not least spielt auch das Alter eine Rolle, das viele Menschen dazu befähigt, ihre Prioritäten und Perspektiven zu verändern. Unsere Grundwerte können sich weiterentwickeln und an bestimmte Umstände und Erfahrungen im Leben anpassen. Je nach Lebensabschnitt kann sich die Gewichtung ändern.

Meine persönlichen Erkenntnisse

Messbare Werte

Die eben beschriebenen Werte sind nicht messbar. Doch es gibt auch eine Reihe von Werten, die wir sehr wohl messen können. Je vitaler wir sind, desto mehr Möglichkeiten haben wir im Leben. Und Vitalwerte können wir bestimmen und beeinflussen. Deshalb ist es wichtig, dass wir unsere Lifestyle-Parameter aufzeichnen, messen und optimieren. Dazu braucht man heute keinen Mediziner mehr, das kann man alles selbst machen mit App und Uhr. Und man sollte es auch. Denn wenn man seine Gesundheit vernachlässigt, dann hat man wenig Freude, an seiner Freiheit zum Beispiel. Innen und Außen korrespondieren miteinander.

Bevor ich die Hilfsmittel für die körperlichen Werte im Kapitel »Lifestyle-Daten« erläutere, möchte ich Sie mit einer Technik vertraut machen, die Ihnen in jeder Situation helfen wird. Egal, ob Sie Stress mit Ihrem Partner haben, ob Sie ein schwieriges Problem im Job lösen wollen, was auch immer es ist: Lösen Sie sich von Ihren eigenen Vorstellungen. Schauen Sie nicht nur auf sich, sondern nehmen Sie die Situation aus einer Vogelperspektive wahr. Alles wird sich dadurch verändern. Das heißt, dass wir uns aus der engen Sicht, die allein auf uns selbst gerichtet ist, zuerst einmal herausziehen und *dissoziieren*.

Öffnen

Wir verharren nicht in unserem eigenen kleinen Kreis.

Wir öffnen uns für alles, was da kommen mag, für alles, was jetzt wichtig ist, ob Situationen oder Menschen. Das bedarf jedoch eines sicheren Standes. Denn wenn wir keinen guten Stand haben, sind wir verloren, dann schmeißt uns jeder und alles um.

Nur wer gut geerdet ist,
kann sich aufschwingen in den Himmel.

Der gute Stand wird im Karate immer wieder trainiert. Er ist nämlich trotz aller Festigkeit geschmeidig wie ein Bambus im Wind. Man steht mit leicht gebeugten Knien, einem aufgerichteten Oberkörper und einer bewussten Konzentration auf die Mitte, ein paar Zentimeter unterhalb des Bauchnabels. Hara wird die Kraft aus der Mitte genannt oder: das untere Dantian. In diesem Zentrum beginnt jede Bewegung. Der gute, starke und doch flexible Stand ist es auch, der Schnelligkeit in alle Richtungen ermöglicht: vor, zurück, links, rechts. Immer sicher.

Als Trainer habe ich es früher täglich vor Augen gehabt, wie sich meine Schüler*innen verändern, wenn sie einen guten Stand finden, sich aufrichten. Wenn sie Mut zu ihrer eigenen Haltung zeigen. Wenn sie wissen, dass sie für sich geradestehen und sich verteidigen können. Was im Übrigen fast immer auf Zustimmung im Umfeld stößt, denn wir schätzen Menschen, die sich klar zeigen, statt nebulös herumzueiern. Standfeste Menschen vermitteln uns Sicherheit, weil ihr Verhalten berechenbar ist, und das ist wiederum eine Voraussetzung für Vertrauen. Nicht selten habe ich es erlebt, dass Menschen, die zu ihrer Stärke fanden, nach einer Weile Beziehungen und Jobs kündigten. Sie hatten erkannt, dass sie in einem zu engen Anzug im falschen Leben steckten. Mit dem sicheren Stand waren sie auch innerlich gewachsen. Das hat so enorme Auswirkungen, dass es sich anfühlt, als würde man erst jetzt richtig Besitz von seinem Leben ergreifen. Manchmal braucht man ein paar Jährchen oder auch Jahrzehnte dafür. Umso schöner ist das Ankommen. Wir sammeln Erfahrungen und entwickeln uns weiter. Und wenn es mal in die falsche Richtung gegangen ist, können wir das frühzeitig erkennen und gegensteuern.

Auf meinem YouTube-Kanal finden Sie eine Übung dazu, wenn Sie es jetzt einfach mal probieren wollen.

Aus der Praxis: Der sichere Stand

Setzen Sie sich auf den Boden oder einen Stuhl. Massieren Sie jeden Fuß ein, zwei Minuten lang. Die Zehen, die Sohle, den Spann, den ganzen Fuß. Bleiben Sie bewusst. Schweifen Sie nicht ab mit Ihren Gedanken, konzentrieren Sie sich komplett auf den jeweiligen Fuß. Wenn eine Stelle schmerzt, massieren Sie sie.

Danach stehen Sie auf. Beugen Sie die Beine ein klein wenig, gehen Sie etwas in die Knie. Ihr Gewicht ruht gleich stark auf beiden Beinen. Nun heben Sie Ihre Fersen ab, stehen drei Sekunden auf den Fußballen, kehren zurück und wiederholen diese Bewegung zehn Mal.

Stehen Sie wieder auf beiden Füßen. Bewusst! Beginnen Sie locker zu wippen, hoch und tief. »Den Staub der Welt abschütteln« heißt diese Übung im Qi Gong.

Spüren Sie nach mit geschlossenen Augen. Ohne zu werten. Nur spüren, was ist. Beobachten und wahrnehmen. Heben Sie Ihren Brustkorb etwas an und lassen Sie Ihre Schultern absinken. Dann richten Sie Ihre Wahrnehmung auf die Füße und auf den Boden, auf dem Sie stehen. Spüren Sie Ihr Verbundensein, die Erdung ... Ist das nicht wunderbar?

Ich empfehle Ihnen, diese Übung zwischendurch immer wieder zu machen.

Die Siegerpose

Nun kennen Sie Ihre Werte, und vielleicht haben Sie auch darüber nachgedacht, welche Werte Ihnen nahestehenden Menschen wichtig sind. Sie haben sich selbst gesammelt und einen sicheren Stand gefunden. Als Nächstes tun wir aus diesem sicheren Stand heraus einen Schritt. Wir öffnen uns aus unserer sicheren Haltung heraus. Wir öffnen uns aus der Aufrichtung, und die Öffnung richtet uns noch weiter auf. Nicht nur äußerlich, auch innerlich. Das eine funktioniert nicht ohne das andere. Sofort wächst unser Selbstvertrauen.

»So wie außen, so innen, und so wie innen, so außen.« Das ist ein bekanntes Sprichwort in der Schweiz, und es stimmt! Unsere äußere Haltung spiegelt unsere innere und umgekehrt.

Haben Sie Lust auf ein kleines Experiment? Dann stellen Sie sich doch bitte einmal in gutem Stand mit aufgerichtetem Brustkorb in Siegerpose, wozu Sie beide Arme in die Luft recken. Bleiben Sie für zwei, drei Minuten so stehen oder laufen Sie in dieser Haltung des Gewinners herum.

Sie werden sofort merken, dass sich etwas verändert. Sie werden sich super fühlen.

Es geht so schnell, es braucht so wenig! Vielleicht wollen Sie sich diese kleine Übung merken, wenn Sie mal wieder vor einer Herausforderung stehen, egal ob Prüfung, Wettkampf oder Vortrag auf deiner Bühne. Die Siegerpose stärkt das Selbstvertrauen. Wie außen, so innen!

Meine persönlichen Erkenntnisse

Der periphere Blick

Mit unserem sicheren Stand, mit dieser guten Erdung, mit der Öffnung können wir uns nun auch erheben. Wir schwingen uns auf in die Vogelperspektive.

Sehen, was neben uns auch noch geschieht, in der Familie, im Job, in unseren Beziehungen, um Gefahren frühzeitig zu bannen. Das klingt einfach, ist aber schwierig und eine absolute Voraussetzung für alles, was man später weiter aufbauen will. Ich habe vorhin davon geschrieben, wie sehr mir als Kind die US-amerikanische TV-Serie *Kung Fu* gefallen hat. Gewiss war mein Held der Shaolin-Mönch Caine. Doch noch mehr beeindruckte mich sein blinder Lehrer. Obwohl ohne Augenlicht, gewann er jeden Kampf, denn er »sah« die Angriffe seiner Gegner voraus und parierte sie, indem er ihre Aggressionen umlenkte, sodass sie ins Nichts liefen. Sehen, ohne zu sehen, das ist Intuition und die absolute Meisterschaft. Letztlich geht es nicht nur im Karate darum. Wenn ich weiß, was mein Gegenüber als Nächstes tun wird, kann ich meine Handlungen darauf abstimmen, ja, es vielleicht gar nicht zu einer Aktion kommen lassen.

Könner der Kommunikation machen uns das im Gespräch vor. Im Karate lernt man es im Training: Es gibt zwei verschiedene Arten zu kämpfen. Die eine heißt *Kumite,* das ist der Wettkampf. Es geht darum, zu gewinnen. Wer platziert die besseren Schläge, wer beschert dem Gegner ein K. o. Im traditionellen Karate schlägt man allerdings niemanden k. o. Die Schläge werden zum Beispiel am Kopf nur angedeutet. Sie stoppen kurz vor dem Kopf, wobei der Körper jedoch durchaus etwas abbekommt. Die zweite Art ist *Randori.* Hier kämpft man spielerisch miteinander. Es geht nicht um Punkte, um Sieg oder Niederlage, sondern um die spielerische Form. Es gibt auch Randori mit drei, vier Gegnern. Da braucht es viel Intuition und den peripheren Blick, um alles im Auge zu behalten.

Höre auf deine innere Stimme
und folge ihr, denn sie kennt den Weg.

CHINESISCHES SPRICHWORT

Taktlos

Bernd kam zu mir, weil er sich einerseits verspannt, andererseits ausgelaugt fühlte. Auf der Suche nach den Ursachen landeten wir schnell beim Thema Mitarbeiterführung. Bernd, der selbst ein Macher war mit rascher Auffassungsgabe, ein Schnelldenker und Schnellsprecher, hatte ein großes Team, und es machte ihn wahnsinnig, dass es so viele »Schlaftabletten« unter seinen Leuten gab. Es fiel ihm schwer zu verstehen und erst recht zu akzeptieren, dass andere Menschen langsamer unterwegs waren als er. Das war doch reine Willenssache, oder vielleicht nicht? Machten die das, um ihn zu provozieren? Nein, natürlich nicht, aber wie er es auch drehte und wendete, Bernd kam nicht mit dem langsamen Tempo der anderen zurecht. Er glaubte, sein Tempo wäre normal.

In Wirklichkeit war er mit Überschallgeschwindigkeit unterwegs. Und wenn er gebremst wurde, ging ihm das an die Substanz. Seine Muskeln verhärteten sich, es stresste ihn, er fühlte sich ausgelaugt.

Was sollte ich da noch viel reden? Bernd kannte die Theorie. Also lud ich ihn zu einem Randori ein. Ohne viel zu erklären, reichte ich ihm die Boxhandschuhe, ich schnappte mir die Handpratze. So etwas haben Sie sicher schon einmal gesehen, das ist ein übergroßer Handschuh, den der Trainer hält. Bernd sollte locker, aber schnell auf die Handpratze schlagen – »ganz leicht«.

Doch für einen wie Bernd war das alles andere als leicht. Er schlug von Anfang an kräftig zu, steigerte sich. Ich gab ihm mit der Handpratze Kontra, erwiderte genau die Intensität, die er vorlegte. Dann holte ich ihn aus seiner Komfortzone und gab selbst das Tempo vor. Das brachte Bernd völlig aus dem Konzept. Er schlug geradezu um sich, geriet zusehends in Stress, verlor den Überblick, agierte mit Tunnelblick. Nach einer Minute war er fix und fertig. Sein Energiemanagement war am Boden.

Jetzt war die richtige Zeit für Theorie. Ich erklärte ihm, wie ich ihn aus seiner Komfortzone geholt hatte. Da ich die Übung gefilmt hatte, konnte Bernd sich ansehen, was passiert war. Er begriff, dass das sein automatisiertes Verhalten war, wenn ihn jemand aus seinem Rhythmus brachte: Er schlug dann nur noch um sich, verlor jeglichen Überblick, von Verständnis oder gar Mitgefühl für seine Mitarbeiter keine Spur. Wie sollte er sein Ziel erreichen – optimal führen, ein beliebter Vorgesetzter sein –, wenn er nur sein Tempo durchdrücken wollte, ohne Rücksicht auf Verluste? Wie seine Mitarbeiter sich fühlten, hatte er zudem nun am eigenen Leib erfahren, als ich ihm mein Tempo aufgezwungen hatte.

Wir wiederholten diese Übung in den nächsten Wochen noch einige Male, und Bernd wurde immer lockerer und konnte schließlich spielerisch mit solchen Situationen umgehen. Ja, sie motivierte ihn geradezu, besser zu werden, und auch die Ergebnisse in seinem Team verbesserten sich.

Ich weiß, dass diese neue Sichtweise nicht einfach so vom Himmel fällt. Aller Anfang ist schwer. Doch nach einer Weile wird Ihnen die Technik in Fleisch und Blut übergehen. Und das wird vieles in Ihrem Leben zum Guten verändern. Sie leben ja nicht allein auf der Welt, sondern mit vielen anderen Menschen, die zum Teil andere Dinge wollen als Sie. Und was passiert, wenn wir überfordert sind? Dann schalten wir um auf Autopilot und verhalten uns so, wie wir uns eben dann verhalten, wenn wir »zumachen«, wenn wir nicht mehr offen sind. Wir reagieren beleidigt oder greifen an, wir laufen weg oder stellen uns ... Wir sind nicht mehr offen. Wir verlieren unseren guten Stand, weil wir uns tief in uns zurückziehen, ins Kellerabteil zu unseren Saboteuren.

Mit einem guten Stand bleiben wir geöffnet, und mit dem peripheren Blick öffnen wir uns noch weiter, nämlich unsere Schwingen, und erheben uns in die Vogelperspektive. Sofort sieht alles anders aus ...

Wir schauen nicht nur nach außen, sondern auch in unser Inneres. Wir erkennen, wo wir geschmeidig, wach und bewusst, durchs Leben tänzeln und wo wir als Marionetten an Fäden hängen.

Vorsicht, Autopilot!

Oft merken wir es erst danach, wenn wir in einer bestimmten Situation die Balance verloren haben. Dann ärgern wir uns über uns selbst. Wir hätten viel souveräner reagieren sollen. Doch jetzt ist es zu spät.

Beim nächsten Mal könnten wir gewarnt sein, denn unser Körper sendet uns Signale, die wir aber gern überhören, wenn wir nicht aufmerksam sind. Bevor sich der Autopilot einschaltet und wir ein Verhalten abspulen, das uns bekannt ist, haben wir nämlich eine körperliche Reaktion. Es wird uns heiß oder wir verkrampfen uns, die Kehle wird eng oder wir fühlen uns einfach insgesamt unwohl. Im Körper entsteht ein Störgefühl. Dem begegnen wir normalerweise, indem wir auf Autopilot schalten und uns zurückziehen in eingefahrene Programme. Diese waren vielleicht irgendwann mal sinnvoll, deshalb haben wir sie abgespeichert, doch das ist lange her. Die Zeit vergeht, und was uns einst genutzt hat, kann uns nun behindern. Wer den Autopiloten machen lässt, ist nicht Herr oder Herrin seiner Sinne und seines Lebens.

Störgefühle wahrnehmen und ernst nehmen

Wann immer Sie ein Störgefühl überkommt: Überhören, übergehen, übersehen Sie es nicht. Widmen Sie sich diesem wertvollen Signal Ihres Körpers.

- Ich bin gestresst
- Ich bin überfordert
- Die Situation behagt mir nicht
- Ich will weg

Kurz: Sie wollen raus aus der Situation.

Wollen Sie diesem Impuls folgen, weil Sie vielleicht gerade mit einem Menschen zu tun haben, der Sie in die Enge treibt, der Sie triggert?

Oder können Sie die Lage als Herausforderung annehmen: *Ich will den Konflikt lösen, weil ich mich weiterentwickeln will.* Wobei Weiterentwickeln auch bedeuten kann, eben nicht wie sonst vielleicht auszuhalten, sondern sich zu entfernen.

Wenn Sie Zeit brauchen, um das zu checken, nehmen Sie sich eine Auszeit. Toiletten gibt es überall. Oder Sie machen einen kurzen Spaziergang an der frischen Luft.

Bleiben Sie wachsam und achten Sie in Konfliktsituationen auf Störgefühle. Verhindern Sie, dass Ihr Autopilot anspringt. Wagen Sie etwas Neues! Vielleicht atmen Sie einige Male bewusst und schwingen sich auf in die Vogelperspektive. Sie werden staunen, wie schnell Sie andere Handlungsmöglichkeiten erspähen, als Ihre alten Programme sie abspulen, die von den Saboteuren im Keller in Betrieb gehalten werden. Auch wenn Sie glauben, Sie würden damit in Deckung gehen – in Wirklichkeit schränken Sie sich ein.

Im traditionellen Karate bedeutet »in Deckung gehen« nicht, den Kopf einzuziehen oder komplett die Sicht zu verdecken. Sondern lediglich, die Arme auf Kopfhöhe zu halten, um stets den Überblick und den peripheren Blick zu bewahren. Und noch viel wichtiger: So bleibe ich in meiner Haltung aufgerichtet. Was natürlich einen sehr großen Einfluss auf das Selbstvertrauen hat.

Welch großartige Schule der Kampfsport in meinem Leben darstellte, habe ich erst relativ spät erkannt. Zuerst einmal war das Goju-Ryu-Karate ein Leistungssport für mich, ein körperliches Training. Doch ich lernte fürs Leben. Das wurde mir spätestens klar, als ich, Schwarzgurtträger und zum Sensei aufgestiegen, den peripheren Blick in meinen Alltag integrierte. Den Überblick zu bewahren ist der Schlüssel zu einem völlig anderen Leben. Das wird mir auch heute noch immer wieder bewusst, wenn ich sehe, wohin es führen kann, wenn wir dem Autopiloten das Steuer überlassen.

Meine persönlichen Erkenntnisse

____

____

____

Ein schlagendes Beispiel

Ich halte häufig Vorträge vor Führungskräften. Manchmal buchen die Unternehmen einen Workshop dazu. Ich habe mir eine Reihe von Übungen ausgedacht, die nicht nur weiterbringen, sondern auch Spaß machen, wie das Training mit der Handpratze, das Sie schon kennengelernt haben. Die Schüler*innen schlagen eine Minute lang in die Pratze. Sie tragen Boxhandschuhe, schließlich soll sich niemand verletzen. Immer wieder kommt es dabei zu einer Situation wie der folgenden, obwohl ich den Ablauf klar erkläre: Locker bleiben, tänzeln und alle zwei Schritte eine »Rechts-links-Kombination« in die Handpratze boxen. Jeder in seinem Tempo. Locker bleiben!

Es geht los. Die einen schlagen schnell, die anderen langsam. Je nachdem, wie sie schlagen, gebe ich Kontra. Das heißt, ich bewege mich ebenfalls schneller oder eben auch nicht, wie zuerst auch bei Bernd. Ich gebe mehr Druck oder weniger. Ich spiegele meine Schüler*innen. Werde ich stark attackiert, gebe ich mehr Druck zurück, halte die Handpratze also fester. Es ist jedes Mal eine Offenbarung für mich, wie manche Menschen sich bei dieser kleinen Übung entpuppen. Nein, das ist falsch formuliert. Es muss heißen: wie ihre inneren Programme anspringen.

Hin und wieder kommt es vor, dass ein Teilnehmer total ausrastet. Er hat alles vergessen, auch die Übungsanleitung, von wegen zwei Schritte und Rechts-links-Kombination. Wild schlägt er auf die Handpratze ein, wird immer unkontrollierter, trifft manchmal nicht, verausgabt sich vollständig, wird vielleicht wütend, trifft gar nicht mehr und ist am Ende der Minute ausgepowert.

Was ist passiert? Er stand unter Stress. Vielleicht wollte

er es besonders gut machen. Dann ist sein Programm angesprungen, und er hat – im übertragenen Sinne – alles kurz und klein geschlagen. Er ist wie Bernd in einen Tunnel geraten und hat nichts mehr gesehen, von peripherem Blick keine Spur, er hat sich vollständig verbissen in ... sein eigenes Programm. Und danach? Wenn er wieder aufwacht, schämt er sich vielleicht. Und dann findet er den ganzen Workshop blöd. Außerdem hat er Kopfschmerzen, und der Nacken ist auch verspannt.

Ich erkläre den Teilnehmer*innen dann, dass ihr Verhalten in dieser kleinen Übung zeigt, wie sie mit Stress umgehen, und was sie in Zukunft besser machen können.

Ein Teilnehmer, an den ich mich gut erinnere, weil er ein Feuerwerk an Schlägen auf die Handpratze losließ, keuchend und mit rotem Gesicht, sagte in der Feedback-Runde: »Bei mir ist es super gelaufen. Alles war easy.«

Er wunderte sich, weil eine Teilnehmerin daraufhin laut herauslachte. In den Gesichtern der anderen war deutlich abzulesen, dass sie das anders gesehen hatten, als er es empfunden hatte.

Es geht aber nicht darum, jemanden bloßzustellen. Die Feedback-Runde hilft uns dabei, das eigene Verhalten in einem größeren Rahmen zu sehen. Abzuchecken, ob die eigenen Reaktionen angemessen sind. Hineinzuspüren, was da mit uns geschieht. In einem Einzelcoaching danach erkannte dieser Manager zum ersten Mal, dass er selbst für den Megastress verantwortlich war, unter dem er litt. Er rannte immer nach vorne, schlug um sich und war abends total erschöpft. Wir arbeiteten mehrere Wochen miteinander, und er schwang sich immer höher hinauf in die Vogelperspektive, und als er den peripheren Blick verinnerlicht hatte, war sein Leben ein anderes – weiter und freier.

Die Kraft, die du brauchst,
um das Leben zu meistern, kommt von innen.

LAOTSE

Eine andere Klientin, die mir auch im Gedächtnis geblieben ist, sagte mir vor der Übung, dass sie nur ganz sanft zuschlagen könne, da sie vor zwei Monaten eine Schulteroperation gehabt habe.

»Auf die Stärke kommt es nicht an«, entgegnete ich und war dann ganz verblüfft, als diese zierliche Frau auf die Handpratze einschlug, als ginge es um Leben und Tod. In dieser Situation, was auch immer da bei ihr getriggert wurde, vergaß sie alles. Ihre Schulter, die Gefahr, dass sie sich verletzen könnte, sie spürte auch keinen Schmerz, war vollgepumpt mit Adrenalin. Ich war sehr beeindruckt, wieder einmal die Wucht zu erleben, die wir entfalten können, wenn wir im Tunnel mit Vollgas an die Wand rasen.

Meinen Klienten empfehle ich gern eine Gleichgewichtsübung. Sie ist wie ein Radar und zeigt einem immer, wie es um die eigene Standfestigkeit im Moment bestellt ist. Diese verbessert sich dadurch stark, und wir sind weniger gefährdet, im Tunnel alte Programme heiß laufen zu lassen.

Aus der Praxis:
Im Gleichgewicht

Wenn wir ganz bewusst unser Gleichgewicht, die Beweglichkeit und Mobilität des Körpers verbessern, wirkt sich das phänomenal auf unsere mentale Beweglichkeit sowie unser inneres Gleichgewicht aus. Wir lernen, Abstand zu nehmen von unseren Sorgen, und sind zuversichtlich und heiter gestimmt – im Gleichgewicht! Bei der folgenden Übung synchronisieren wir zudem unsere Hirn-Hemisphären. Wir verbinden Körper und Geist, was immer dann wichtig ist, wenn wir etwas Stressiges erlebt oder den Kopf voller Gedanken haben.

Sie benötigen eine instabile Unterlage und einen Tennisball oder Ähnliches. Wenn Sie ein Balance-Pad haben, ist das ideal. Oder Sie falten ein großes Handtuch mehrmals, damit Sie ein bisschen wacklig darauf stehen. Natürlich barfuß oder in Socken. So trainieren Sie die Füße gleich mit und aktivieren Ihre Fußreflexzonen.

Stehen Sie aufrecht auf der Unterlage und atmen Sie einige Male ruhig und gleichmäßig, während Sie den Ball in der rechten Hand halten. Dann heben Sie langsam den linken Fuß, sodass Sie auf dem rechten stehen. Bewegen Sie sich sehr, sehr langsam. Sie stehen nun auf Ihrem rechten Bein, das linke ist angehoben, der Ball befindet sich in Ihrer rechten Hand. Nun beginnen Sie mit kleinen Bewegungen, den Ball in Ihrer rechten Hand ein bisschen in die Luft zu werfen und wieder aufzufangen. Ganz langsam. Sie jonglieren sozusagen mit einem Ball. Ihr Oberkörper bleibt aufgerichtet, die Schultern sind entspannt. Das Tolle an dieser Übung ist, dass man dabei an nichts anderes denken kann. Man ist vollständig konzentriert und gleichzeitig entspannt. Mit der Zeit wird man immer besser und konzentriert sich automatisch auf seine Mitte, das Dantian, das Zentrum des Körpers.
Stressen Sie sich nicht mit Perfektionismus. Bleiben Sie locker, entspannt, spielerisch. Dieser Transfer von spielerischem Tun überträgt sich auf den Alltag, das habe ich oft beobachtet.
Wenn Sie eine halbe Minute jongliert haben, wechseln Sie auf die

andere Seite. Falls Ihnen die Übung Spaß macht, googeln Sie unter dem Stichwort »Brain Gym«. Diese wunderbare Methode und Gehirngymnastik wurde von dem amerikanischen Erziehungswissenschaftler, Heilpädagogen und Pionier der Gehirnforschung Dr. Paul Dennison entwickelt. Es gibt viele tolle Übungen, die uns in die Balance bringen und gleichzeitig unsere körperlichen und Lernfähigkeiten trainieren.

Meine persönlichen Erkenntnisse

____

____

____

Lifestyle-Daten

Manche Menschen haben die Dinge lieber schwarz auf weiß, statt in sich hineinzuhorchen. Oder sie brauchen erst einmal sichtbare Beweise, ehe sie beginnen, diese mit ihren dazugehörigen Empfindungen in Verbindung zu bringen. Es ist heute sehr einfach, die Gefahr des anspringenden Autopiloten an den eigenen Vitalwerten abzulesen. Wenn ich weiß, dass mein Blutdruck bei 160 ist, dann muss ich gegensteuern. Ein anderer merkt das daran, dass er ein Engegefühl in der Brust hat, sein Herz stark klopfen spürt oder ihm heiß wird. Oder er merkt eben gar nichts – dann wird es gefährlich, und deshalb ist es ein Segen, dass wir unsere Werte heute so einfach sichtbar machen können.

Ich benutze eine Uhr, die meine Lifestyle-Parameter zeigt. Es gibt sie mittlerweile von verschiedenen Herstellern. Diese Uhren messen supergenau und automatisch. Nur was man isst und trinkt, muss man aufschreiben. Aber auch dafür gibt es Apps, bei denen man sofort erkennt, wie viele Kohlenhydrate und Fette, wie viel Eiweiß und welche Gesamtkalorienzahl man aufgenommen hat, inklusive der Flüssigkeiten. Ich empfehle folgende Parameter:

- Wie viele Schritte mache ich pro Tag und Woche im Schnitt?
- Wie viele Stunden Schlaf habe ich pro Nacht und Woche im Schnitt?
- Wie hoch ist meine Ruhe-Herzfrequenz pro Tag und Woche im Schnitt?
- Wie hoch ist mein Blutdruck auf eine Woche gesehen, also mindestens fünf Tage im Schnitt?
- Wie viel trinke ich pro Tag und Woche im Schnitt (ohne Alkohol)?
- Was esse ich pro Tag und Woche im Schnitt an Eiweiß, Kohlenhydraten und Fett?
- Was sagt mein Glukose-Level? (Er ist leicht zu messen mit dem FreeStyle Libre, ein einfach zu bedienendes Gerät mit einer Gratis-App dazu.)

Wie hoch ist meine Herzratenvariabilität (HRV) auf die Woche gesehen? Die Herzratenvariabilität ist ein sehr aussagekräftiger Faktor für unsere Gesundheit. Die meisten Menschen wünschen sich einen regelmäßigen Herzschlag. Den hat jedoch kaum jemand, denn misst man ihn ganz genau, schlägt das Herz nicht nur bei Belastung, sondern auch in Ruhe unregelmäßig. Von Natur aus ist der Zeitabstand von einem Herzschlag zum nächsten immer unterschiedlich, niemals gleich. Die Zeit dazwischen variiert um bis zu mehrere Hundert Millisekunden. Das gesunde Herz ist mitnichten das Schweizer Uhrwerk, für das man es immer gehalten hat. Ein herkömmliches EKG misst die Herzfrequenz ungenau und mittelt die Zeitabstände zwischen mehreren Kontraktionen aus. Deshalb erscheinen diese gleich lang und der Herzschlag regelmäßig. Die Uhr des Herzens ist aber wie die Uhr des Lebens. Jeder Mensch tickt anders. Je ausgeprägter die spontane Schwingung des Herzschlages ist, desto unverbrauchter und elastischer ist das autonome Nervensystem geblieben. Das Herz und die Organe können flexibel reagieren. Und das ist das große Geheimnis eines langen Lebens. Eindeutig wurde nachgewiesen: Je höher die Herzfrequenzvariabilität, desto geringer die Wahrscheinlichkeit für Erkrankungen und desto höher die Lebenserwartung. So erklärt sich auch, was in der Traditionellen Chinesischen Medizin seit Jahrtausenden eine große Rolle spielt: die subtile Diagnostik der achtundzwanzig Pulsqualitäten, die unterschiedlichen Krankheiten zugeordnet werden. Das Reich der Mitte, unser Herz, ist mit allem verbunden, und die meisten Erkrankungen beeinflussen früher oder später unser Herz-Kreislauf-System. Und umgekehrt.

In meiner Praxis nutze ich all diese Werte für eine komplette Analyse bei meinen Klienten. So haben wir optimale Ausgangswerte, die wir immer mal wieder überprüfen, um die Fortschritte zu dokumentieren.

Diese Messungen sind ein wichtiger Reality-Check. Denn wenn wir schätzen, täuschen wir uns, das zeigt meine Erfahrung. Gerade beim Thema Abnehmen erlebe ich das ständig. Viele meiner Klienten möchten, dass ich sie dabei unterstütze. Ich erkundige mich nach ihren Ernährungsgewohnheiten. Sie sagen, dass sie sich total gesund ernähren. Viel Salat, wenig Zucker und kaum Alkohol.

»Wunderbar«, sage ich und bitte sie, ein Ernährungsprotokoll auszufüllen.

»Echt? Muss das sein? Das ist ja ganz schön aufwendig. Ich wollte ja nur mal ein paar Tipps.«

Das höre ich oft. Es zeigt mir, dass wir noch tief in der Komfortzone stecken. Doch natürlich stimmen die Klienten dann dem Ernährungsprotokoll zu, ein Teil von ihnen will ja etwas verändern. Und das Protokoll weicht in der Regel stark von den geschätzten Angaben ab, wobei mir klar ist, dass häufig nicht alles notiert wurde. Lügen meine Klienten? Nein! Sie haben lediglich eine andere Wahrnehmung aus ihrer Komfortzone heraus, in der ein Teil von ihnen ja gern bleiben würde, während der andere schon Lust auf Veränderung hat.

Ich kann einen Reality-Check nur empfehlen. Es ist wie beim Bankkonto. Da will man ja auch wissen, was drauf ist, um Ausgaben zu planen. Und wenn man es nicht tut, kann es ein böses Erwachen geben. Der Reality-Check erfordert Mut, das stimmt. Aber er kann uns auch motivieren. Jetzt packen wir's an!

Meine persönlichen Erkenntnisse

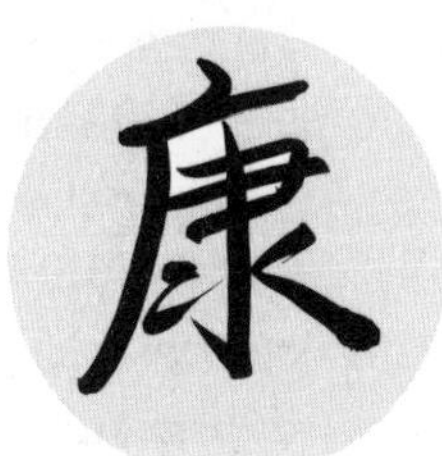

Gesundheit

Ernährung beginnt im Kopf

Du bist, was du isst, lautet ein Spruch, der es auf den Punkt bringt. Aber damit hat man natürlich noch kein Gramm abgenommen. Eine Ernährungsumstellung erfordert viel Durchhaltevermögen und Disziplin, wie Hochleistungssportler sie gewohnt sind. Doch »normale« Menschen wollen ja auch abnehmen, fast jeder, habe ich manchmal den Eindruck.

In meiner ersten Zeit als Coach hatte ich vor allem mit Sportlern zu tun, die waren hoch motiviert, keine Frage. Doch als immer mehr Führungskräfte und Menschen wie du und ich mit ihren ganz alltäglichen Problemen zu mir kamen, merkte ich, dass ich einen breiteren Ansatz brauchte, um alle zu erreichen und für jeden ein maßgeschneidertes Programm zusammenzustellen.

Wie ich schon beschrieben habe, ist mein Werkzeugkasten reich bestückt. Was die Geduld meiner Klienten betrifft, sieht es dagegen oft mager aus. Sie wollen sofort Resultate sehen. Abnehmen dauert ihnen zu lange. Auch wenn man weniger isst und sich mehr bewegt. Selbst das wollten manche eher nicht. Sie wollten abnehmen, und zwar schnell, bei minimalen Veränderungen ihrer Essgewohnheiten: Quick Fix!

Die Sache lag klar auf der Hand: Sie brauchten einen Reset. Der Schlüssel zum Erfolg liegt nicht darin, von einem Leben zu träumen, das sein wird, wenn man abgenommen hat. Sondern jetzt dafür zu sorgen, dass es mir gut geht, dann fällt das Abnehmen leicht. Wenn wir in unserer Kraft sind, wenn wir uns wohlfühlen, wenn wir das Leben genießen (und das kann man auch ohne Schokolade und Alkohol!), dann fallen uns auch gravierende Veränderungen leicht, ja, sie motivieren uns geradezu. Dass es so herum klappt, dass es Sinn macht, das Pferd von hinten aufzuzäumen, erlebe ich in meiner Praxis täglich.

Eigentlich wollte Peter bei mir im Coaching an seinen Führungsqualitäten arbeiten, denn er war befördert worden und hatte nun zwei Dutzend Mitarbeiter*innen im Außendienst zu betreuen. Für diese Position hatte er zwei Jahre lang alles gegeben, und das sah man ihm auch an. Er wirkte erschöpft, hatte keine Kondition und Übergewicht. Was ihn aber gar nicht störte. Er wollte einfach nur ein guter Chef sein, der seine Mitarbeiter unterstützte und wertschätzend zum Erfolg führte.

Nach einem Orientierungsgespräch und den daraus definierten Zielen machte ich einen Check-up von seinem Körper. Seine Muskeln waren hart wie Beton, ob im Nacken, im Rücken – überall. Ein enormer Druck hatte sich in seinem Körper aufgebaut. Sein Ruhepuls und seine Herzratenvariabilität entsprachen eher denen eines Achtzigjährigen denn Dreißigjährigen.

Ich begann mit regenerativen Maßnahmen. Atmung, Mobilisierung und Meridian-Dehnungen. »Tut gut!«, meinte Peter.

Er gehörte zu den seltenen Klienten, die sich Zeit für die Regeneration schenken. Bei ihm musste es nicht hopplahopp gehen, er hatte seinen Traumjob erreicht, jetzt konnte er sich entspannen, und dabei sollte ich ihm helfen, denn er spürte, dass ihm das allein nicht gelang. Zu sehr hatte sich der Stress in ihm verhärtet. Peter befolgte alle meine Tipps, ging jeden Tag mindestens dreißig Minuten spazieren, lernte ein Pärchen mit Hund aus der Nachbarschaft kennen, freundete sich mit ihnen an, nahm den Hund gelegentlich mit, blieb länger draußen und spielte mit dem Gedanken, sich selbst einen Hund anzuschaffen.

Von Mal zu Mal konnte ich sehen, wie Peter neue Lebenskraft gewann. Die Behandlungen, die Gespräche, die Praxisübungen, die Hausaufgaben ... er nahm auch sichtlich ab. Ich sprach ihn darauf an. »Ach, deswegen rutschen meine Hosen«, sagte er.

Das, was für andere Menschen Grund zum Jubeln gewesen wäre, war ihm egal, eine Begleiterscheinung davon, dass es ihm rundherum besser ging. »Allmählich komme ich wieder bei mir selbst an.«

Bei unserem ersten Gespräch hatten wir auch den Körperfettanteil und das Gewicht gemessen. Nach bereits drei Monaten war Peters Körperfettanteil von 26 auf 21 Prozent gesunken. Und nach weiteren sechs Monaten sogar auf 16 Prozent. Ein toller Erfolg, zumal sein Bauchumfang, der sogenannte LVF (Level Viszerales Fett), von 12 auf unglaubliche 6 heruntergekommen war. Das war geradezu sensationell.

»Na, dann kaufe ich mir jetzt aber mal neue Klamotten«, war Peters Kommentar.

Er war das beste Beispiel dafür, dass alles fließt, wenn man sich wieder richtig wohlfühlt im eigenen Körper.

Peter gefiel sein neues Erscheinungsbild, und er wollte konkrete Tipps von mir, wie er sich gesund ernähren sollte. Er hatte sich selbst schon ein bisschen schlaugemacht, aber: »Jeder, den du fragst, sagt was anderes. Was ist deine Meinung?«

Ich bin ein Fan von einfachen Methoden. Warum sollte man es kompliziert machen, wenn es leicht auch geht. Nichts gegen eine fundierte Ernährungsberatung, die führe ich selbst auch durch. Aber vor allem ist es wichtig, dass man den Unterschied zwischen Genuss- und Suchtmitteln kennt.

Genuss oder Sucht?

Sehr oft verlieren meine Klienten bereits dadurch Körperfett, dass sie den Unterschied zwischen Genuss- und Suchtmitteln verinnerlichen. Sie gewinnen ein positives Körpergefühl und bleiben dabei. Es ist immer wieder erstaunlich, wie leicht Veränderung fällt, wenn man im tiefsten Inneren davon überzeugt ist.

Ein Genussmittel ist ein Nahrungsmittel oder Getränk, das, wie es im Wort steckt, Genuss bringt. Also etwas Angenehmes. Und das ist erst mal nicht schlecht oder ungesund. Die herkömmlichen Genussmittel sind Kaffee, Alkohol, Zucker. Wenn wir unseren Umgang damit überdenken, merken wir schnell, dass wir sie nach kürzester Zeit der »Eingewöhnung« nicht mehr als Genussmittel verwenden. Ihr Konsumieren ist keine Ausnahme mehr, sondern die Regel. Wir *brauchen* den Kaffee, um morgens in Schwung zu kommen. Wir *brauchen* das Glas Wein, um abends entspannen zu können. Wir *brauchen* den Kuchen, um uns wohlzufühlen oder getröstet und so weiter. Wir werden von Genießern zu Abhängigen. Dieser Prozess vollzieht sich schleichend. Meistens merken wir es gar nicht oder wollen es nicht wissen. Oder wir halten uns an Studien, die erforscht haben, dass Kaffee doch gesund ist und Rotwein sowieso.

Einmal sagte ein Klient, CEO einer großen Schweizer Firma, zu mir: »Das kannst du mir jetzt nicht auch noch wegnehmen, Stefan. Worauf soll ich mich morgens noch freuen ohne meinen Cappuccino und abends ohne meinen Rotwein?«

Ich sagte nichts dazu. Er gab sich selbst die Antwort. »Das ist wohl eher ein Armutszeugnis.«

Wenn ein CEO einer bedeutenden Firma so was sagt …

Meine Klienten kommen zu mir, weil sie etwas verändern wollen. Ich mache einen guten Job, wenn ich ihnen dabei helfe, ihre Ziele zu erreichen, anstatt sie auf einen Wohlfühlparcours zu schicken, auf dem sie all die Dinge weitermachen, die sie verändern wollen. Verändern heißt nicht beenden. Sondern in diesem Fall: Genussmittel wieder als Genuss wahrzunehmen, anstatt sie zur Gewohnheit werden zu lassen. Raus aus der Komfortzone! Also nicht täglich Cappuccino, sondern vielleicht am Wochenende. Mein Klient, der CEO, ließ sich darauf ein und berichtete mir dann, dass niemals zuvor in seinem Leben ein Cappuccino, der kurioserweise nicht mehr »sein« Cappuccino war, so gut geschmeckt hatte.

Menschen, die ähnliche Erfahrungen machen wollen, empfehle ich eine vier- bis sechswöchige Phase der Abstinenz. Um dann neu zu starten mit einem Genussmittel statt einer Gewohnheit. Diese Zeitspanne schafft jeder, denn sie ist nicht endgültig. Es ist eine Pause, eine gesunde Pause. Der Lohn ist unter anderem ein tolles Gefühl von Selbstbestimmung. Man selbst ist der Herr und die Frau im Haus, im Körper. Nicht die Sucht nach Kaffee oder was auch immer.

Die ersten zwei, drei Tage können durchaus hart sein. Doch dann wird es schnell besser, und man spürt, wie sich der Körper erholt. Das motiviert natürlich, dranzubleiben. Meine Klienten berichten mir, dass sie besser schlafen, mehr Energie haben, weniger müde und allgemein besser drauf sind. Wer jedoch von Anfang an stark zweifelt, ob er das schafft, wird es vermutlich auch nicht schaffen. Wir müssen klar sein in dem, was wir wollen. Im nächsten großen Kapitel zum Thema Fokussieren führe ich Sie durch die Entdeckung Ihrer Ziele zu dieser Klarheit.

Übrigens hat es sich bewährt, nicht alle Genussmittel gleichzeitig zu pausieren. Lieber eines nach dem anderen.

Wobei manche meiner Klienten tatsächlich einen klaren Schnitt bevorzugen und mit allem aufhören. Idealerweise mit einer klaren Ansage wie: Ich starte am 1. Mai und ziehe das durch bis 15. Juni.

Es gibt für eine solche »Fastenzeit« ja sogar einen gesellschaftlichen Rahmen: die Fastenzeit nach dem Fasching, also ab Aschermittwoch. Wer hier kürzertritt, befindet sich in bester Gesellschaft und braucht nicht viel zu erklären, da nicht wenige Menschen auch heute noch diesen Zeitraum für Abstinenz nutzen. Und am Ende ... kann man den Stolz auf die eigene Leistung genießen. Und das Genussmittel, auf das man eine Weile verzichtet hat. Aber es steckt noch viel mehr in so einer Pause. Sie hat Auswirkungen auf vieles andere: Ich habe es geschafft, sechs Wochen auf meinen geliebten Morgenkaffee zu verzichten. Dann werde ich auch andere Herausforderungen in meinem Leben bewältigen können ...

Ich erinnere mich an einen Manager, er war Mitte vierzig und trank täglich zehn bis zwölf Tassen Espresso. »Manchmal auch etwas mehr vielleicht.« Zu meiner Überraschung war er sofort bereit, das für eine Weile einzustellen. Wie es ihm wohl ergangen war, fragte ich mich vier Tage später, als wir einen zweiten Termin verabredet hatten. Den er absagte: »Ich liege seit gestern im Bett mit vierzig Grad Fieber. So was hatte ich seit dreißig Jahren nicht mehr, ich bin doch nie krank! Und das gerade jetzt! Tut mir leid, Stefan.«

Er sah keinen Zusammenhang, ich natürlich schon. Sein Körper holte sich jetzt, was er brauchte, nämlich Ruhe und Regeneration. Krank zu sein ist zwar meistens etwas unangenehm, speziell mit hohem Fieber. Aber grundsätzlich ist es eben auch gar nicht schlecht, denn so räumt der Körper etwas auf. Wie beim Frühjahrsputz. Bei meinem

Klienten war der Körper durch permanentes Aufputschen ständig auf Hochtouren gelaufen. Dauerndes Vollgas aus dem inneren Treibstofftank Koffein.

In der TCM wird dem Kaffee die Thermik von Hitze zugeschrieben. Wer seinem Körper permanent hohe Hitze zuführt, ohne Ausgleich zu schaffen, befördert Dysbalancen. Fieber ist zwar auch heiß, doch mit dieser Hitze reinigt sich der Körper, er schwitzt aus, bekämpft Angreifer. Schöner Nebeneffekt: Mein Klient musste Pause machen. Er lag im Wortsinn flach, hatte keine Wahl. Er musste ausruhen, regenerieren, viel schlafen, Kräutertee und Wasser trinken. Sein Körper holte sich, was er brauchte, und das tat ihm gut.

Im Fluss und flüssig bleiben: Wasser

Die meisten Menschen trinken zu wenig, und ich spreche hier nicht über Alkohol. Viele Menschen sind regelrecht dehydriert – mit gravierenden Folgen, die man jedoch leider erst nach einer Weile bemerkt. Ernsthafte Erkrankungen können sich so über die Zeit im Körper niederlassen. Da manche Nahrungsmittel, Flüssigkeiten und auch Medikamente zudem Wasser quasi verbrennen, das der Körper brauchte, sieht der Flüssigkeitspegel oft besorgniserregend aus. Unser Körper braucht Wasser, um gut zu funktionieren. Es macht etwa 60 bis 70 Prozent unseres Körpers aus und reguliert wichtige Prozesse wie die Verdauung, die Körpertemperatur und den Blutdruck. Ohne genug Wasser können wir uns müde und schwindelig fühlen, Kopfschmerzen bekommen und sogar krank werden.

Wenn der Alltag stressig ist oder wenn man ständig mit etwas beschäftigt ist, vergisst man die Flüssigkeitszufuhr leider gern. Welche Folgen das haben kann, erlebe ich immer wieder bei meinen Klienten. Eine meiner ältesten Klientinnen war eine Dame von fünfundachtzig Jahren. Ihr Sohn, der regelmäßig mit mir arbeitet, bat mich, mit ihr zu trainieren. Ihre Beine waren in letzter Zeit recht schwach geworden, und ihr Sohn hatte Sorge, dass sie noch einmal stürzen könnte, wie es vor Kurzem geschehen war. Bei unserem ersten Termin bat ich sie, ihren Tagesablauf zu schildern, mit allem, was sie zu sich nahm. Und da erhärtete sich mein Anfangsverdacht. Die Klientin war dehydriert, also ausgetrocknet. Sie trank am morgen zwei Tassen Kaffee und kurz vor dem Mittagessen einen »kleinen alkoholischen Drink«, wie sie augenzwinkernd gestand, denn »dann ist das Leben wieder lustiger«. Nachmittags nahm sie hin und wieder ein Tässchen Kaffee zu sich.

»Wie sieht es mit Wasser aus?«, fragte ich.

»Ja, vielleicht. Ein wenig. Aber eher ungern, weil ich dann ständig zur Toilette muss.«

So etwas höre ich übrigens auch von jungen Menschen. Und das kann wirklich verheerende Folgen für den Körper, die Psyche und unsere Leistungsfähigkeit haben. Unser Körper ist jedoch ziemlich robust, deshalb dauert es oft eine Weile, ehe die innere Austrocknung sich in Befindlichkeitsstörungen niederschlägt. Außer man bekommt Kopfschmerzen, ein ganz typisches Anzeichen.

Ich empfehle meinen Klienten, circa zwei Liter Wasser pro Tag zu trinken, je nach Aktivitäten, Alter und Geschlecht auch mehr. Kräutertee zähle ich zu Wasser. Ansonsten ist stilles Wasser in Raumtemperatur ideal, gern auch mit etwas Zitrone oder Apfelessig.

Beim Trinken hat sich das Kamel-Prinzip bewährt: Dreimal am Tag eine größere Menge trinken, statt ständig daran zu denken und hin und wieder zu nippen. Mit dem Kamel-Prinzip fällt es auch leichter, die Menge von circa zwei Litern aufzunehmen.

Ich trinke morgens nach dem Aufstehen einen halben Liter Wasser oder Kräutertee, den nächsten circa zwanzig Minuten vor dem Mittagessen, den dritten circa zwanzig Minuten vor dem Abendessen und den Rest über den Abend verteilt. Manche Menschen haben zunächst Schwierigkeiten, einen halben Liter Wasser auf einmal zu trinken. Doch man gewöhnt sich schnell daran. Wenn man dann erste Auswirkungen spürt, dass es einem nämlich deutlich besser geht, dass das Leben insgesamt in Fluss kommt, wird dieses Trinken zu einer lieben und guten Gewohnheit. Idealerweise beginnt man damit, wenn man bei den üblichen Genussmitteln eine Pause einlegt. So hat man die wunderbare Chance, Wasser genießen zu lernen. Denn man muss den halben Liter ja nicht blind hineinschütten. Man kann ihn auch genießen!

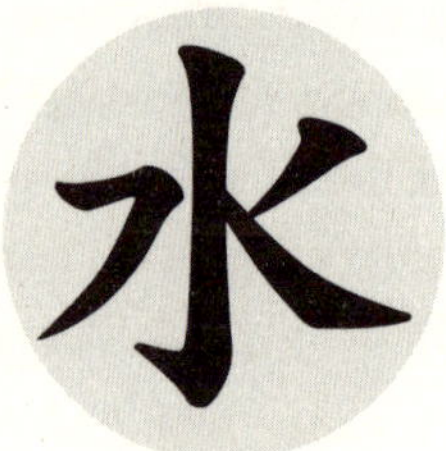

Wasser

Meine persönlichen Erkenntnisse

Ernährung ist eine Wissenschaft

In Bezug auf Ernährung rät jeder und jede etwas anderes; viele Studien beweisen das eine und andere das Gegenteil. Ich persönlich habe bis zu meinem Zusammenbruch kaum auf meine Ernährung geachtet. Wieso auch, ich war Sportler, ich konnte essen, was ich wollte! Gewichtsprobleme gehörten nicht zu meiner Welt. Doch als ich – auch mithilfe einer Ernährungsumstellung – dann wieder zu Kräften kam, wurde mir klar, dass das, was ich mir zuführe, darüber entscheidet, wie ich mich fühle. Ich startete Selbstversuche. Ließ verschiedene Nahrungsmittel weg und beobachtete meine Reaktionen. Heute vermeide ich es, Kaffee, Alkohol und Zucker zu konsumieren. Und es geht mir sehr gut damit.

Mittlerweile habe ich auch eine Reihe von Ernährungsumstellungen hinter mir: Trennkost, vegetarisch, Ernährung nach Traditioneller Chinesischer Medizin, vegan, Ernährung nach Ayurveda, Blutgruppen-Diät. Bestimmt habe ich ein paar vergessen. Ich halte diese Methoden alle für gut. Prinzipiell gilt: Wenn man sich bewusst und hochwertig ernährt, macht man wahrscheinlich schon 80 Prozent richtig. Meine persönlichen 100 Prozent sind eine Mischung aus ketogener Ernährung und Intervallfasten (8/16).

Die ketogene Ernährung liegt mir am Herzen, aber nicht unbedingt im Trend. Fleisch ist pfui und Fett auch. Die ketogene Ernährung besteht allerdings zu einem Großteil aus Fett. Aber natürlich aus gesunden und guten Fetten: circa 65–70 Prozent Fett, 20–25 Prozent Eiweiß und 10–15 Prozent Kohlenhydrate. Das sind meine Werte. Je nach Geschlecht und Gewicht können sie variieren, weshalb es so wichtig ist, bei dieser Umstellung eine Ernährungsberaterin hinzuzuziehen. Entscheidend ist, dass man in die sogenannte Ketose kommt. In diesem Zustand kann der Körper aus Fett Energie herstellen. Wer gar kein Fleisch verzehren möchte, kann darauf auch bei der ketogenen Ernährung verzichten. Ich esse auch nur circa zwei Mal pro Woche hochwertiges Fleisch.

Die Ketose ist ein sogenannter metabolischer Zustand, in dem der Körper hauptsächlich Ketonkörper als Energiequelle verwendet anstatt Glukose aus den Kohlenhydraten. Der Hauptvorteil der Ketose besteht darin, dass sie den Körper in einen Zustand versetzt, in dem er Fett als primäre Energiequelle nutzt, was unter anderem dazu beitragen kann, den Körperfettanteil zu reduzieren. Ein weiterer Vorteil der Ketose: Blutzuckerspiegel und Insulinspiegel werden stabilisiert. Die Ketose kann auch den Cholesterinspiegel senken und Entzündungen im Körper reduzieren. Meine Klienten berichten mir darüber hinaus immer wieder von einer verbesserten kognitiven Funktion, gesteigerter Energie und einer besseren Stimmung. Weitere Vorteile der ketogenen Ernährung liegen in der Verbesserung der Gehirnfunktionen, wodurch sich das Risiko von neurodegenerativen Erkrankungen wie Alzheimer und Parkinson verringert. Also lassen Sie sich das gern mal durch den Kopf gehen …

Die Lebensfreude-Diät

Bei manchen Klienten, die abnehmen wollen, sehe ich auf den ersten Blick, dass ihnen das guttun würde. Andere sehen völlig okay aus. Wieder andere sind superschlank und wollen trotzdem abnehmen.

Ich sage natürlich nicht: »Das haben Sie doch nicht

nötig!« Sondern ich suche nach dem Motiv. Nicht selten kommt dabei heraus, dass jemand glaubt, dass sein Leben schöner, glücklicher, erfolgreicher wäre, wenn er oder sie abnimmt. Damit wird das Thema total überfrachtet. Denn ob ich zwei, drei Kilo mehr oder weniger wiege, hat erst einmal nichts damit zu tun, ob ich ein glückliches Leben führe. Doch manche Menschen sind davon überzeugt. Oder sie wollen die Figur haben, die sie vor zwanzig Jahren hatten – als sie so glücklich waren und alles so super lief. Sie verwechseln also die Zahl auf der Waage mit der Qualität ihres Lebens.

Wer kennt das nicht? Man fühlt sich super, schaut nach dem Sport kurz in den Spiegel, denkt: Topfigur, bestimmt wiege ich unter 75 Kilo. Man steigt auf die Waage, die zeigt 77, und die gute Laune bricht zusammen. Bei manchen ist es nicht nur die gute Laune, sondern eine ganze Welt. Wollen wir es wirklich so weit kommen lassen?

Aus der Praxis: Ankommen im Jetzt

Setzen Sie sich bequem hin, gern auch in einen Stuhl, und schließen Sie die Augen. Nehmen Sie langsam drei tiefe Atemzüge. Spüren Sie in sich hinein. Tief. Atmen Sie weiter und wandern Sie mit Ihren Gefühlen und Gedanken durch Ihren Körper, beginnend im Gesicht. Einfach nur wandern, beobachten und wahrnehmen, ohne zu bewerten oder zu beurteilen, ob etwas gut ist oder schlecht, ob etwas wehtut oder nicht. Wandern Sie über die Stirn und das Gesicht zum Hals, Nacken, Brustkorb und Rücken, immer weiter nach unten, bis Sie bei Ihren Füßen landen, die auf dem Boden ruhen. Es gibt wirklich nichts anderes als den Moment im Hier und Jetzt.

Weshalb diesen Moment nicht bewusst genießen? Er ist so schnell vorüber. Wieso ihn versäumen mit Gedanken an die Zukunft oder Gedanken an die Vergangenheit.

Diese Übung, regelmäßig durchgeführt, verbindet uns mit dem Augenblick. So klein sie ist, so groß ist die Veränderung im Lebensgefühl, die sie uns schenken kann. Das Zauberwort heißt *Dankbarkeit*. Sie breitet sich aus, wenn Körper und Geist am selben Ort verweilen. Dankbarkeit auch schlichtweg dafür, dass wir am Leben sind, egal, wie wir aussehen. Wir sind da, wir atmen. Es ist gut.

Und dann geschieht etwas ganz Verrücktes: Dadurch, dass man sich selbst gut fühlt, wird der Blick milder. Man gefällt sich auch besser. Man mag sich. Ist das nicht faszinierend? Wir drehen die Reihenfolge um. Wir mögen uns zuerst und schauen uns dann an. Anstatt uns anzuschauen und dann nicht mehr zu mögen! Diese Umkehr schafft Lebensfreude und ist die beste Diät, die ich empfehlen kann. Denn wenn Sie sich nicht wohlfühlen, werden Sie alles tun, um sich wohlzufühlen. Mit dieser Übung schauen Sie sich an und sind einverstanden: Weil Sie sich gut fühlen. Nicht, weil die Waage eine bestimmte Zahl anzeigt.

Ein kleiner Reset!

Nach einer Weile der Umstellung will der Körper gar keine Suchtstoffe mehr, denn mit denen geht es ihm ja nicht so gut. Wir glauben fälschlicherweise, wir würden unsere Trösterchen lebenslänglich vermissen. So ist das nicht. Wir müssen lediglich den Prozess der Entwöhnung durchziehen.

Prinzipiell ist Abnehmen meiner Meinung nach ein viel zu überlastetes Thema. Ich bin mir sicher, dass ich jedem

Menschen, der das wirklich will, dabei helfen kann, abzunehmen – indem ich ihn durch den Prozess des Resets führe. Der Körper ist die sichtbare Form unseres Geistes. Unser Geist spiegelt sich darin, wie wir mit unserer Gesundheit umgehen. Wenn wir uns gut ernähren, regelmäßig bewegen und in einen entspannten Zusatz versetzen, in dem sich neue Vitalität und Energie bilden, dann beginnt der Köper automatisch, sich zu verändern. Er baut Körperfett ab, das ihn bei dieser Lebensweise stört. Er reguliert sein Gewicht automatisch. Manchmal gibt es eine kurze »Verschlimmbesserung«, denn der Körper benötigt Zeit, um sich an die neuen Spielregeln zu gewöhnen.

Meine Formel lautet:

Gleichgewicht schafft Idealgewicht.

Viele Nebeneffekte kommen hinzu: Der Blutdruck sinkt, die Laune steigt, der Appetit verändert sich, alles wird bunter. Das höre ich immer wieder von meinen Klienten. Auch von denen, die mir vorher mit vielem *Ja, aber* erklärten, warum sie ihre Ernährung nicht umstellen könnten – weil es im Job nicht möglich sei, weil sie ständig Stress hätten, dann all die Geschäftsessen und so weiter und so weiter. Keines dieser Argumente hatte Bestand. Ebenso wenig wie die überflüssigen Pfunde.

Ja, es braucht einen längeren Atem, aber dafür ist die Gewichtsabnahme nachhaltig. Eine Radikalkur ist für normale Menschen wie Sie und mich keine gute Lösung. Gewiss kann man in einem Monat zehn Kilo abnehmen, wenn man nichts anderes macht als abnehmen. Als junger Mann faszinierten mich Bodybuilder, die so etwas schafften. Doch sie hatten ihr ganzes Leben darauf ausgerichtet. Essen,

Trainieren, Schlafen. Das wäre mir ein bisschen zu wenig. Auch Filmschauspieler*innen bereiten sich manchmal mit extremem Training auf eine Rolle vor und nehmen dafür in kurzer Zeit ab oder zu. Aber bei ihnen sichert wie bei den Bodybuildern der Körper ihr Einkommen. Bei uns ist das anders, wenngleich wir ohne Körper kein Einkommen brauchten ...

Vom Gramm zum Pfund zum Kilo

Es sind meistens die kleinen, aber essenziellen Dinge, die große Auswirkung zeigen. Also: Verändere kleine Dinge!
So bleibst du in deiner inneren Kraft und Stärke, um etwas durchzuziehen. Das ist besonders am Anfang wichtig! Und ich weiß: Du schaffst das!

Auf zum Abnehmen!

Zum Schluss möchte ich Ihnen noch ein bisschen Proviant mit auf den Weg geben. Es ist doch so: Meistens essen wir nach drei Kriterien: Was schmeckt mir gut, was fühlt sich gut an, wenn ich es gegessen habe. Und darüber thront, drittens, die Gewohnheit. Wir fragen nicht automatisch danach, ob etwas gesund ist, sondern ob es uns schmeckt.

Und genau das schmeckt unserem Körper nicht. Aber wissen wir, was wir essen? Hier noch mal die Erinnerung an ein Ernährungsprotokoll. Es kann sein, dass Sie es liebend gern zwischenzeitlich vergessen haben. Doch mit dem Protokoll haben Sie Ihren Umsatz schwarz auf weiß. Kohlenhydrate, Eiweiß, Fett und Gesamtkalorien. Halten Sie das eine Woche durch und machen Sie sich eine solche

Check-Woche zur Gewohnheit, zwei bis drei Mal im Jahr. So können Sie immer wieder ohne großen Aufwand korrigieren und Ihr Wohlfühlgewicht bewahren.

Machen Sie keine Religion aus dem Essen. Bewahren Sie diese schönen Momente vor schlechten Gefühlen und Stress. Genießen Sie ... und freuen Sie sich, wenn es Ihnen *und* Ihrem Körper schmeckt!

Meine persönlichen Erkenntnisse

____

____

____

Beginner's Mind

So nennen wir es in der Kampfkunst, wenn wir nicht voreingenommen sind. Wir horten keine Meinungen und Möglichkeiten, sondern entdecken unseren inneren Reichtum. Stets bleiben wir beweglich. Diese Eigenschaft ist auch für den Reset unabdingbar.

Wenn du die Absicht hast, dich zu erneuern,
tu es jeden Tag.

KONFUZIUS

Never touch a running system? Es läuft ja noch. Ja ... doch wie lange noch? Wie wir gesehen haben, kann es manchmal recht lange dauern, bis sich die Auswirkungen eines stressigen Lebens zeigen. Oder eines falschen Lebens, wenn man ständig Dinge tut, die einem nicht guttun und die man eigentlich nicht tun möchte.

Die Macht der Gewohnheit ist gar nicht groß genug einzuschätzen. Es braucht sehr viel Mut und Kraft und eben Beweglichkeit, um ihr zu widerstehen. Doch nur dann schaffen wir es, aus unserer Komfortzone zu entkommen, den Autopiloten dauerhaft auszuschalten und das Neue zu wagen. Hierbei ist unser Körper uns eine sehr große Hilfe. Wir können ihn nutzen zur Initialzündung für die Veränderung. Indem wir uns bewegen, fluten uns Hormone der Lebensfreude – und die erfüllen uns mit Mut und Kraft, um der Komfortzone den Rücken zu kehren. Vielleicht zuerst nur für ein paar Minuten, dann länger, und schließlich entdecken wir die Lebensfreude außerhalb der Komfortzone. Bleib dran!

Lange still sitzen, nicht bewegen, verharren – das führt

in die Blockade. Ist der Körper blockiert, kann auch der Geist sich nicht mehr in Höhen aufschwingen. Die Bewegung des Körpers inspiriert den Geist. Viele große Philosophen und Genies haben ihre Erkenntnisse in der Bewegung, zum Beispiel bei einem Waldspaziergang, gehabt. Ihre Beine haben ihre Gedanken mitbewegt. Sie sind vielleicht auf einen unbekannten Pfad geraten und weitergegangen, und plötzlich haben sie etwas Neues, etwas noch nie Gedachtes gedacht – und am Ende machte es pling, und da war die Glühbirne erfunden oder was auch immer.

Aus der Praxis: Meridian-Dehnung

Jeder Meridian ist verbunden mit einem Thema in uns. In der folgenden Übung dehnen wir den Blasen-Meridian, um uns gut zu erden und das Gedankenkarussell zu verlangsamen oder für Sekundenbruchteile sogar zu stoppen.

Setzen Sie sich mit ausgestreckten Beinen auf den Boden und bringen Sie Ihre Hände nach vorne Richtung Füße. Es kommt nicht darauf an, ob Ihre Hände bis zu den Oberschenkeln oder den Knien gelangen oder Ihre Zehen berühren. Wichtig ist die tiefe, bewusste und langsame Atmung und die Dehnung an sich. Bleiben Sie vier Minuten in dieser Position und atmen Sie bewusst, achtsam und langsam ein und aus. Konzentrieren Sie sich vor allem auf Ihre Ausatmung. Mit jeder Ausatmung lassen Sie etwas mehr los.

Sie werden staunen, wie gut Sie sich nach dieser kleinen Übung fühlen! Wenn nicht, sind Sie – wieder mal? – über Ihre Grenze gegangen. Sie haben zu stark gezogen. Seien

Sie beim nächsten Mal vorsichtiger. Es kommt nicht auf die Reichweite Ihrer Hände an, sondern auf die Atmung und das Loslassen, um den Blasen-Meridian zu öffnen, die Erdung zu optimieren. Und die Beweglichkeit, die uns wiederum dabei unterstützt, unsere Komfortzone zu verlassen.

Wir können nichts verändern, wenn wir im Gewohnten feststecken. Weil wir Menschen nun aber die Sicherheit lieben, ist jede Veränderung eine Herausforderung. Manche Menschen brauchen Geistesnahrung, um sich für eine Veränderung zu motivieren. Andere wollen einfach nur ausprobieren. Für diejenigen, die gern ein bisschen Kopffutter möchten, beschreibe ich nachfolgend einige Zusammenhänge aus der Traditionellen Chinesischen Medizin.

Die TCM-Organsysteme

In der Traditionellen Chinesischen Medizin werden den Organen bestimmte Emotionen und Gefühle zugeordnet. Und da geht es schon los, denn dass es einen Unterschied zwischen Emotionen und Gefühlen gibt, wissen viele Menschen gar nicht.

Emotionen sind komplexe körperliche und seelische Reaktionen auf bestimmte Ereignisse oder Reize. Wir können sie körperlich spüren: Unser Herzschlag beschleunigt sich, wir schwitzen, frieren oder erröten, unsere Wahrnehmung verändert sich.

Als Gefühl wird die bewusste Wahrnehmung dieser körperlichen und mentalen Prozesse bezeichnet. Gefühle sind also das Ergebnis der Interpretation und Bewertung unserer Emotionen. Wir können die Emotion *traurig* verspüren und uns darüber hinaus – jetzt kommt das Gefühl hinzu –

bewusst darüber sein, dass wir traurig sind. Anders gesagt: Emotionen sind eine automatische und unbewusste Reaktion auf Ereignisse, während Gefühle das bewusste Ergebnis dieser Reaktionen sind.

Es gibt mehrere Experten, die diese Theorie entwickelt und beschrieben haben. Ein bekannter Experte auf diesem Gebiet ist beispielsweise der amerikanische Psychologe und Autor Daniel Goleman, der in seinem Buch *Emotionale Intelligenz* ausführlich über die Unterschiede zwischen Emotionen und Gefühlen spricht.

Zurück zur TCM: Negative Emotionen und Gefühle können das entsprechende Organ schwächen, aber auch umgekehrt kann ein geschwächtes Organ negative Emotionen und Gefühle hervorrufen. Natürlich gilt das auch für die positiven Emotionen und Gefühle, die ein Organ stärken können. Und zwar in psychischer und physischer Hinsicht.

In der westlichen Medizin werden die Organsysteme des Körpers auf der Grundlage von anatomischen und physiologischen Merkmalen in verschiedene Systeme eingeteilt, wie das Verdauungssystem, das Nervensystem, das Hormonsystem und das Herz-Kreislauf-System.

In der TCM hingegen werden die Organsysteme des Körpers auf der Grundlage von energetischen Merkmalen eingeteilt und als Teil des Meridiansystems betrachtet, das den Fluss von Energie oder Qi im Körper reguliert. Deshalb ist das Fließen auch so wichtig. Jedes Organ hat eine spezifische Funktion im Körper und ist mit bestimmten Emotionen und körperlichen Symptomen verbunden. Während also die westliche Medizin die Organe als separate Einheiten betrachtet, interpretiert die TCM sie als Teil eines größeren energetischen Systems. In der TCM nutzen wir diese ganzheitliche Herangehensweise, um die Gesundheit von Körper und Geist zu fördern, indem der Fluss von Qi im Körper ausbalanciert und die Organsysteme in Harmonie gebracht werden.

Die TCM und auch andere fernöstliche Methoden betrachten Körper und Seele also als eng miteinander verbunden. In der westlichen Medizin wird diese Ansicht von der psychosomatischen Medizin vertreten. So landen beispielsweise »Rückenpatienten« nicht selten irgendwann in der Psychosomatik. Es ist heute unstrittig, dass Stress Rückenschmerzen auslösen und verschlimmern kann. Einige meiner Klienten steckten in diesem Teufelskreis fest, ohne es zu wissen. Denn wenn man Rückenschmerzen hat, denkt man nicht unbedingt an die Psyche oder an Gefühle. Der Rückenschmerz jedoch kann durch unbewusste Emotionen, Ärger, Zorn, Wut, Frustration über lange Zeit manifest geworden sein – indem der Leber- und Gallenblasen-Meridian blockiert ist und in der Folge das gesamte dazugehörige Organsystem, also Leber und Gallenblase. Das ist meistens der Grund für die schmerzhaften Verspannungen im gesamten Körper, die nicht selten im Rücken wahrgenommen werden, je nachdem, wo sich die Schwachpunkte des jeweiligen Körpers befinden. Bei sitzender Tätigkeit sind oft Nacken und Rücken betroffen.

Nun kann man zwar den Leber- und Gallenblasen-Meridian behandeln, und das wird selbstverständlich gemacht, auch in meiner Praxis. Aber das allein schafft noch keine dauerhafte Erleichterung, da der Schmerz aus verschiedenen kleinen Ursachen zusammengesetzt ist. Meistens handelt es sich um negative Emotionen, unbekömmliche und unregelmäßige Ernährung und Gewohnheiten, zu wenig Bewegung.

Aber es gibt eben auch die andere Seite, nämlich die positiven Emotionen, die von den jeweiligen Organsystemen ebenfalls genutzt werden können. Diese laden wir im Reset herunter und lassen sie wirken, damit der Wandel beginnen kann.

Die Wandlungsphasen

Leber / Gallenblase

Positive Gefühle: Ruhe, Gelassenheit, Kreativität und Frieden
Negative Gefühle: Ärger, Zorn, Wut und Frustration

Herz / Dünndarm

Positive Gefühle: Freude, Liebe, Mitgefühl und Großzügigkeit
Negative Gefühle: Eifersucht, Neid, Gier und Mangel an Freude

Magen / Milz

Positive Gefühle: Zuversicht, Heiterkeit und Weisheit
Negative Gefühle: Sorge, Besorgnis und übermäßiges Grübeln

Lunge / Dickdarm

Positive Gefühle: Freiheit, Klarheit, Inspiration und frische Luft
Negative Gefühle: Trauer, Schmerz, Depression und Kummer

Niere / Blase

Positive Gefühle: Mut, Entschlossenheit und Vertrauen
Negative Gefühle: Angst, Unsicherheit, Furcht und Überforderung

Mindset – von *fixed* zu *growth*

Ich erinnere mich an einen Klienten, der bei unserem ersten Termin fünfzehn Minuten lang nur jammerte. Wie schlecht es ihm ginge! Seine Rückenschmerzen seien die Hölle. Er zählte auf, was er alles nicht tun könnte und bei wie vielen Spezialisten er schon gewesen sei. Als ich dann endlich zu Wort kam, fragte ich ihn als Erstes nach seiner Ernährung. Denn die hängt eng mit Schmerz zusammen.

»Ich bin nicht hier, um über Ernährung zu sprechen«, antwortete er mir. »Zeigen Sie mir ein, zwei Übungen, damit ich keine Schmerzen mehr habe.«

Leider fehlte ihm aber die Beweglichkeit, die nötig gewesen wäre, um wirklich eine Veränderung herbeizuführen, die seinen Schmerz gelindert oder gar beseitigt hätte.

Nicht selten erklären mir meine Klienten sehr lang und ausführlich und wirklich fundiert, warum etwas nicht funktioniert. Weil es in ihrer Vorstellung nicht vorkommt. Sie wollen sich verändern, oft weil sie müssen, weil sie spüren, dass es so nicht weitergeht, aber alles soll beim Alten bleiben. Es ist, als würde man zum Friseur gehen und ihn auffordern, maximal einen Zentimeter Haare abzuschneiden, aber mit dem Ziel, danach vollkommen verändert auszusehen.

Für diese Einstellung gibt es einen Begriff: Fixed Mindset. *Ich bin halt so.* Vielen Menschen ist gar nicht klar, dass sie über so etwas wie ein Mindset verfügen. Wenn wir uns nicht bewusst sind, wie wir über das Leben denken, über unsere Erfolge und Motivation, dann verlieren wir uns schnell in alten Verhaltensmustern: Wir sind halt so, wie wir sind. Da kann man nichts machen.

Die amerikanische Psychologin Carol Dweck, die an der Stanford University seit Jahrzehnten über Denkweisen forscht, kommt in ihrem lesenswerten Buch *Selbstbild. Wie unser Denken Erfolge oder Niederlagen bewirkt* zu dem Schluss: Ohne das richtige Mindset und die Bereitschaft, sich zu entwickeln, ändert sich nichts im Leben.

Bereitschaft zur Entwicklung bedeutet aber immer auch Bereitschaft zur Bewegung. Die Beweglichkeit ist ein wichtiges Verbindungsstück beim Reset. Das kennen Sie auch vom Steckerziehen beim Computer: Sie müssen aufstehen, zur Steckdose gehen. Sie kommen in Bewegung. Und dann geht es weiter.

Wenn wir uns selbst die Freiheit schenken, nichts wissen zu müssen, können wir uns in alle Richtungen bewegen und immer wieder neu herausfinden, was uns jetzt guttut, was wir jetzt brauchen. Mit einem *Beginner's Mind* kann sich unser Sofa in einen fliegenden Teppich verwandeln!

Ich bewege mich jeden Tag, das gehört zu meinem Training. Und ich spüre deutlich, dass diese körperliche Bewegung meinen Geist in Bewegung hält. Manchmal brauche ich aber auch eine intensive Durchlüftung. Dann gehe ich gern in die Berge. Schritt für Schritt klärt sich mein Geist. Ich steige nach oben. Ich verschaffe mir einen Überblick. Mit jedem Schritt erweitert sich mein peripherer Blick. Neue Ansichten kommen hinzu. Ich denke größer, ich denke anders. Ich spüre, wie der Sauerstoff in meinem Körper zirkuliert. Ich höre meinen Atem. Ich gehe zügig, aber ich renne nicht. Alle Systeme sind wach. Ich bin hellwach. Ich bin ganz präsent. Es ist mir bewusst, dass es nicht nur eine Antwort auf eine bestimmte Frage gibt. Es gibt viele.

Bis zum siebten Lebensjahr haben wir unser Mindset fertiggestellt, nach dem wir denken und handeln, sogar dann, wenn wir regelmäßig mit unserem Tun scheitern. Das erklärt auch, warum so viele Menschen Wiederholungstäter sind. Immer wieder der falsche Partner, der falsche Chef und das dazugehörige Mindset: Ich kann nichts dafür.

Das muss nicht so bleiben! Wir können lernen, unser Mindset von *fixed* in *growth* zu wandeln! Denn wir sind schließlich auf der Welt, um zu wachsen!

Genauso betrachtet die buddhistische Philosophie das Leben: als Chance zur Entwicklung. Auch wenn es einmal schwierig wird, erlebe ich mich nicht als Opfer, sondern reflektiere darüber, was ich lernen kann. Das ist der Sinn des großen Ganzen: lernen und sich entwickeln, weiterwachsen und beharrlich dranbleiben. Aus buddhistischer Sicht gibt es kein fixiertes Selbst, was für viele Menschen zunächst einmal schwierig zu verstehen ist, zumal wir im Westen mit der Idee eines festen Ichs aufgewachsen sind. Doch dieses feste Ich kann auch ein Gefängnis sein, und seine starren Gedankenmodelle bilden die Mauern. Warum engen wir uns so sehr ein, warum beschneiden wir unsere Flügel? Warum nehmen wir uns die Möglichkeit zu fliegen, auch Höhenflüge sind drin! Wir können viel entdecken und erfahren, wenn wir unser Ich befreien aus der Starre des Fixed Mindsets.

Lernen ist wie Rudern gegen den Strom.
Hört man damit auf, treibt man zurück.

LAOTSE

Growth-Mindset heißt: Es gibt kein fixiertes Bild von uns selbst, weil wir uns jeden Tag neu erfinden. Alles, was wir denken, ist relativ und stetig in Bewegung und kann sich ständig erneuern. Das Grundgefühl ist nicht geprägt von Angst und Stress, es womöglich nicht zu schaffen, nicht zu genügen, sondern: Ich bin auf der Welt, um mich zu entwickeln, um zu wachsen. Wir sind menschlich fühlende Wesen. Wir können wachsen. Deshalb ist es auch nicht schlimm, wenn etwas mal nicht klappt, sondern immer eine Chance, ein Aufruf, uns weiterzuentwickeln. Es gibt kein Richtig oder Falsch. Alles ist im Flow. Fehler sind keine Katastrophen, sondern unterschiedliche Ergebnisse, und sie dienen als Feedback, um zu zeigen, wie wir uns weiterentwickeln können.

Meine persönlichen Erkenntnisse

Wenn meine Klienten diese Zusammenhänge erkennen, sind sie immer sehr erleichtert. Es wirkt so befreiend! Man darf sich verändern, man darf in Bewegung sein, und Bewegung ist immer auch eine Befreiung. Eine Befreiung gerade auch von dem Druck, ständig etwas leisten zu müssen, damit keine Versager-, Angst-, Scham- und Schuldgefühle aufploppen. Man will nicht durchfallen, man möchte dem Selbstbild entsprechen, das man nicht selten viel zu hoch hängt – und sich damit überfordert, weil man es statisch betrachtet.

Ein Growth-Mindset fällt einem nicht in den Schoß. Es heißt, Herausforderungen anzunehmen, sich anzustrengen, über Grenzen zu gehen und ständig zu reflektieren und dann bewusst Entscheidungen zu treffen und neue

Verhaltensweisen zu üben, um neue Überzeugungen zu trainieren. Auf diesem Weg ist Kritik willkommen. Wir nehmen alles an, was kommt, um zu wachsen. Deshalb ist auch Platz für Freude am Erfolg anderer und keiner für Neid und Missgunst.

Aus eigener Erfahrung weiß ich, dass es ein weiter Weg bis dahin ist. Im Rückblick bin ich unendlich dankbar, dass ich vieles davon seit meiner Kindheit im Kampfsport gelernt habe. Wenn der Sensei, der Meister, dich kritisiert, tut er es nicht, um dich zu vernichten. Er möchte dir zeigen, wie du besser werden kannst. Wenn ein anderer aus deiner Gruppe gewinnt, ist das keine Schmach für dich, sondern eine Freude. Jemand aus deiner Gruppe hat gewonnen, und vielleicht bist du es beim nächsten Mal, der oben auf dem Treppchen steht.

Vielen meiner Klienten hat es sehr geholfen, über die beiden unterschiedlichen Arten des Mindsets Bescheid zu wissen. In schwierigen Situationen haben sie sich selbst vor die Gabelung gestellt, rechts oder links herum. Wollen sie verharren oder weitergehen? Und siehe da, ein Growth-Mindset fühlte sich viel besser an, als die alten Schleifen in den altbekannten Gedanken zu ziehen. Dafür ist das Leben doch viel zu schade!

Ein Growth-Mindset spart darüber hinaus viel Zeit, denn immer wieder dasselbe zu denken und sagen ist eigentlich Zeitverschwendung. Man kommt immer von denselben Hölzchen auf dieselben Stöckchen, mit denen man anderen erklärt, warum etwas nicht funktioniert. Es ist doch viel angenehmer, mal zu argumentieren, warum etwas funktionieren wird. Beweglich sein und es einfach ausprobieren. Oder, wenn jemand einen Vorschlag macht, wirklich zuhören, statt ihn gleich abzuschmettern.

Ein Growth-Mindset hat nichts mit der Intelligenz eines Menschen zu tun. Es ist ein Verhaltensmuster. Wir etablieren es in unserer Kindheit. Wenn wir Glück haben, fällt uns die Beweglichkeit leicht. Wenn wir Pech haben – oder wer weiß, vielleicht ist es auch Glück –, müssen wir mehr dafür trainieren, doch es ist erreichbar! Und wenn Sie sich angewöhnen, sich hin und wieder in die Vogelperspektive aufzuschwingen, wird sich die Beweglichkeit des Growth-Mindsets immer öfter einstellen. Denn dann wissen Sie, wie es geht, und Sie haben gezeigt, dass Sie Ihre Komfortzone verlassen können. Oft führt das zu einer spielerischen Neugier: Was gibt es denn noch so alles zu entdecken? Meine Klienten merken, dass sie sich besser, leichter und schneller entscheiden können. Weil sie wissen, dass sie keine Urteile für immer fällen, sondern aus einem Moment heraus eine Wahl treffen. Ein Mensch mit Growth-Mindset hat logischerweise deutlich mehr Software auf seinem Rechner. Und sie ist immer auf dem aktuellen Stand. Der Rechner ist es gewohnt, schnell zu denken.

Was geschieht, wenn Growth- und Fixed Mindset zusammentreffen, kann man in vielen Firmen, aber auch in Politik und Gesellschaft erleben. Es scheinen unvereinbare Gegensätze zu sein, die nicht selten in Rechthaberei münden. Zu wissen, was dahintersteckt, kann das Leben ungemein erleichtern. Die Vogelperspektive und der gute Stand. Atmen und beweglich bleiben. Alles, was wir schon vorbereitend geübt haben, hilft uns, im Fluss zu bleiben.

Wir kennen unsere Werte.
  Wir sind geöffnet.
  Und geerdet.

Wir können uns aufschwingen in die Vogelperspektive.
Unser Geist wächst.
Wir bleiben in Bewegung.
Wir sind motiviert, denn wir wissen, weshalb wir es tun. Für uns!

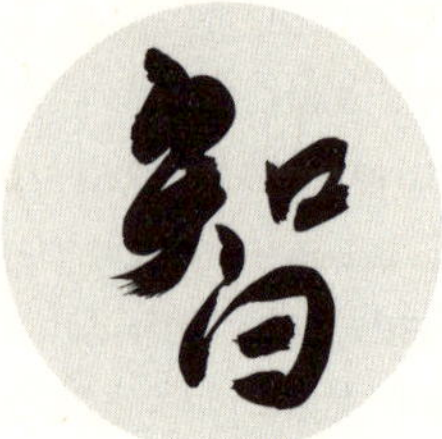

Wissen & Weisheit

Ich tu es für mich!

In der Regel gibt es zwei Gründe, warum wir etwas verändern wollen. Entweder der Leidensdruck ist so hoch, dass wir nicht mehr anders können. Wir haben Schmerzen, ob psychisch oder physisch. Oder wir merken nichts, nur alle anderen um uns herum, der Partner, die Familie drängt: Du musst etwas verändern. Der erste Grund ist besser, weil wir den am eigenen Leib spüren, doch auch der zweite Grund ist ein guter Beginn, denn oft führt er zum ersten. Wir brauchen dann eine Weile, bis wir realisieren, dass die Menschen, die sich um uns sorgen, recht haben.

Wenn wir das Licht in uns selbst entdecken,
können wir es in anderen zum Leuchten bringen.

INDISCHE WEISHEIT

Um wirklich etwas zu verändern, genügt es jedoch nicht, sich vorzunehmen, drei Mal in der Woche zu joggen. So ein Vorsatz hat keine lange Haltbarkeit, nicht einmal, wenn man es sich abends vor dem Einschlafen schwört: Ich werde morgen früh ... Dann wacht man auf, und es gibt tausend Gründe, es nicht zu tun. Aber morgen. Also: nie. Und so was macht kein schönes Gefühl. Am besten, man vergisst die Sache schnell.

Genau das werden wir nicht tun. Im Gegenteil, wir werden uns erinnern. Im Großen mit dem Reset-Programm, das den inneren Schweinehund von Mal zu Mal schrumpfen lässt, bis er nur noch ein Schoßhündchen ist.

Nehmen Sie Vitamin N ein. In hohen Dosen! Noch nie gehört? Dann wird es Zeit.

N steht für regelmäßiges Neinsagen! Immer und immer wieder, wenn etwas für Sie nicht stimmt. Das ist nicht egoistisch, sondern Ihr Recht. Es ist wichtig und gesund, auf die eigenen Grenzen zu achten. Nein, das mache ich nicht. Nein, nicht jetzt. Nein, so nicht. Auch im Gespräch mit uns selbst, wenn uns eine innere Stimme von unserem Training abhalten will, weil wir gerade keine Lust haben oder müde sind oder das Sofa so bequem ist. *Nein, ich höre nicht auf dich.* Kontinuierliches Praktizieren erhöht den Nein-Spiegel auf ein gesundes Niveau.

Sie werden schnell merken, welche Kraft im Nein steckt und wie gut es sich anfühlt! Trauen Sie sich! Sie können ein Nein ja auch nett formulieren oder mit einem Ja beginnen. Das habe ich mir angewöhnt, denn das Neinsagen war für mich gerade in meiner Jugend ein großes Thema, an dem ich oft scheiterte. Mein Mentor damals riet mir: Sag erst einmal Ja. Und schränke dann ein, zum Beispiel: »Im Prinzip ja, aber lass mich noch in meiner Agenda nachschauen / vorher ein Telefonat führen / eine Nacht darüber schlafen.« Diese Zeit war sehr wichtig für mich, weil ich in mich gehen konnte und nachschauen, ob ich wirklich Ja sagen will oder lieber nicht, aus verschiedenen Gründen. Heute halte ich es noch immer so, denn so gern ich anderen behilflich bin, ich bin auch Vater zweier Söhne, und meine Familie ist ein hoher Wert für mich. Um diesen Wert zu schützen, muss ich einfach hin und wieder Nein sagen. Vielleicht noch immer zu selten. Das Nein ist ein Dauerthema! Letztlich geht es um das Bewusstwerden, was an so einem schnell dahingesagten Ja oder Nein dranhängt. Davon abgesehen stärkt Nein-sagen-Können das Selbstvertrauen. Und es hält uns gesund und steigert die Lebensfreude.

Also: Sagen Sie Ja zu sich selbst. Und sagen Sie auch Ja zu:

Pausen

Im Hochleistungssport macht man eine Jahresplanung und achtet ganz bewusst auf verschiedene Phasen mit Belastung und Training, Wettkampf und Regeneration. Viele Menschen sind in ihrem Alltag belastet wie im Hochleistungssport – doch Pausen planen sie nicht ein. Wann hatten Sie Ihre letzte Regenerationszeit? In den Ferien, aha. Als Familienvater kann ich Ihnen sagen, dass ich manchmal nach Ferien mit zwei Kindern eine Regenerationsphase brauchte ...

Im Ernst: Ohne geplante Pausen leisten wir Krankheiten Vorschub, auch wenn es viele Jahren dauern kann, bis es so weit kommt. Ein gesundes und glückliches Leben beruht nicht auf Zufall oder den Genen, sondern auf unseren bewussten Entscheidungen und Strategien, die uns unsere Ziele erreichen lassen!

Verrückterweise glauben wir oft gerade in den Zeiten, in denen wir Pausen am nötigsten hätten, dass wir sie uns nicht leisten können. Vor allem in stressigen Situationen. Da verzichten wir oft komplett auf Entspannung, schließlich muss die Arbeit fertig werden. Dies ist jedoch falsch gedacht, denn gerade jetzt wäre eine Pause unbedingt nötig.

Aber wie soll das funktionieren? Wie soll man sich unter Druck entspannen? Das geht eben nicht. Also muss als Erstes Druck abgelassen werden. Das kann ganz schnell geschehen. Eine Pause kann auch darin bestehen, dass Sie vom Stuhl aufstehen und vom Schreibtisch zurücktreten. Aus dem Fenster schauen. Zur Toilette gehen. Einen Wecker stellen und alle Stunde ein Glas Wasser trinken.

Wer viel arbeitet oder tut, braucht entsprechende Pausen. Das ist einfach so und Punkt. Wer das nicht glauben will, bekommt irgendwann die Quittung. Deshalb sollte man sich angewöhnen, Pausen einzuplanen und sie wirklich einzuhalten. Idealerweise, bevor der Körper sich meldet mit Kopf- und Nacken- oder Rückenschmerzen. Wir brauchen täglich Pausen. Nicht alle paar Wochen oder Monate, nein, täglich! Ich empfehle *als Minimum:*

- 1 Stunde pro Tag für mich: aktive Pause
- ½ Tag pro Monat für mich selbst
- 1 Tag pro Quartal für mich selbst
- 3 Tage pro Jahr für mich selbst

Bei den kleinen Pausen zwischendurch sollte man darauf achten, körperliche Distanz zu einer Arbeit zu haben. Das hilft, den Fokus zu erweitern. Die Welt besteht nicht aus meiner Steuererklärung oder welchem Projekt auch immer. Wenn man einen Schritt zurückgetreten ist, kann man sich vergegenwärtigen, dass es bei dieser Arbeit nicht um Leben oder Tod geht, sondern eben um die Steuererklärung. Und selbst wenn sie zu spät abgegeben wird, kostet es nicht das Leben, sondern schlimmstenfalls eine Gebühr.

Die Fähigkeit, Prioritäten richtig zu setzen, kann man üben. Der periphere Blick zeigt die Bedeutung einer Situation aufs Ganze gesehen. Und eine Prise Gelassenheit kann uns vielleicht daran erinnern, dass wir hin und wieder wirklich etwas nicht geschafft haben. Ist die Welt dann untergegangen? Nein, wir sind noch immer da, jetzt idealerweise gerade in einer Pause. Wir atmen tief durch, und dann machen wir weiter, und es geht wieder ein bisschen leichter.

In der Stille findest du deine Wahrheit.

ZEN-SPRICHWORT

Welche Art von Pause Ihnen hilft, finden Sie am besten selbst heraus. Brauchen Sie Ruhe oder Hardrock? Augen zu oder lieber etwas anschauen, um auf andere Gedanken zu kommen? Yoga oder Tanzen ... eine Pause muss nicht lang dauern. Fünf Minuten können kleine Wunder bewirken. Wer Pause macht, ist kein Schwächling oder Versager, sondern ein kluger Kopf, der weiß, worauf es im Leben ankommt. Pausen sind ein Return on Investment. Ich trage mir meine Freizeiten zu Anfang jedes Jahres in meinen Kalender ein, wie auch Familienzeit und Zeit mit meiner Partnerin. Doch noch viel mehr kommt es auf die täglichen kleinen Aus-Zeiten an, die ja in Wirklichkeit Ein-Zeiten sind, online mit uns selbst. Aus diesen Pausen schöpfen wir Kraft, hier tanken wir auf, hier spüren wir uns und wie schön das Leben ist, was wir in der alltäglichen Hektik manchmal vergessen. Dann ist es höchste Zeit für eine Pause!

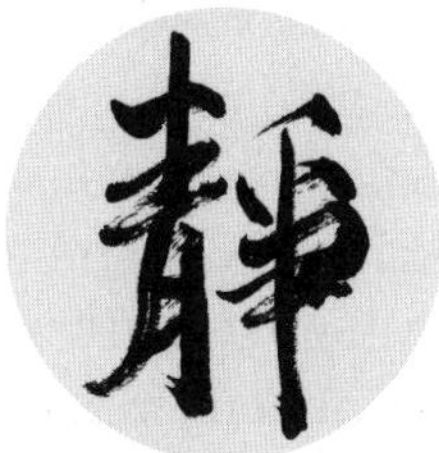

Stille & Ruhe

Meine persönlichen Erkenntnisse

Fokussieren

Es ist ein großartiges Gefühl, seine komplette Energie und alle Ressourcen abrufen zu können. Das pure Glück – und wir erleben es, indem wir uns auf etwas fokussieren. Auf das, was wir tun, auf das, was gerade wichtig ist. Wer weiß, wie er sich fokussieren kann, baut einen Schutz um sich auf. In den Fokus dringen keine Störgefühle. Sorgen und Ängste werden abgeschüttelt durch diese wundervolle Fähigkeit, sich fokussieren zu können. Ganz da sein. Im Moment. Auch in der Meditation gelingt das. So verwundert es nicht, dass Menschen, die etwas mit Hingabe tun, zuweilen sagen: »Es hat einen meditativen Charakter.«

Worauf fokussieren wir?
Auf die anderen?
Oder auf uns selbst? Was nicht einfach ist.

Die Menge und Art an Informationen, die wir im Zeitalter von Internet und Social Media verarbeiten müssen, ist überwältigend und zum Teil auch ungesund. Deshalb brauchen wir kluge Strategien, um diese Informationen verdauen zu können. Sonst entsteht ein sogenannter Overload, der irgendwann zum Burn-out führen kann. Mit Informationen füttern wir unser Gehirn, wir richten unsere Aufmerksamkeit darauf. Und da es immer mehr Informationen werden, sind wir zunehmend davon okkupiert. Doch nur ein kleiner Teil davon ist wirklich wichtig. Verrückterweise übersehen wir den oft in der Masse von anderen Informationen, die sich laut, schnell und grell in den Vordergrund drängen. Wir vergessen uns selbst, wissen aber vielleicht, dass Prinz Harry Kummer hat. Wir sagen unseren Kindern, dass sie das Handy nicht so oft benutzen sollen, und haben es selbst ständig in der Hand. Wir beginnen eine Tätigkeit und brechen sie schon nach wenigen Minuten ab, um etwas anderes zu tun und damit auch wieder aufzuhören, ehe wir es wirklich vollständig erledigt haben. Forscher beklagen weltweit eine abnehmende Konzentrationsfähigkeit. Wir sind ständig abgelenkt, überreizt, unkonzentriert. Das macht auf die Dauer unzufrieden und stresst uns. Denn wir tanken auf, wenn wir fokussiert sind. Und diese Fähigkeit fehlt immer mehr Menschen.

Ständig online zu anderen bedeutet offline zu sich selbst.

Es ist ein Teufelskreis, denn wenn man einmal in diesem Informationskarussell mit vollem Tempo seine Runden dreht, wird man schon nervös, wenn es nur ein wenig verlangsamt. Rausspringen wäre eine Option, und das versuchen auch immer mehr Menschen unter dem Stichwort *Digital Detox*. Manche machen auch eine digitale Diät und berichten dann, dass es sich anfühlt, als würde man neu leben lernen. Ja, es ist wirklich ein bisschen wie eine Ernährungsumstellung, eine Informations-Ernährungs-Umstellung. Und das ist wichtig. Sonst wäre es, als würden wir immerzu essen und niemals verdauen.

Während wir uns beim Essen bewusst dafür entscheiden können, was wir zu uns nehmen, prasseln Informationen ungefiltert in unser Unterbewusstsein. Von außen, aber eben auch von innen, denn hier reden unsere Saboteure ein Wörtchen mit. Zum Beispiel bei Selbstherabsetzungen wie *Das kannst du nicht* oder *Du bist zu dick*. Aber auch wenn wir ständig vorgeführt bekommen, wie toll andere sind, was man unbedingt haben muss, und jede Menge

Tratsch und Klatsch – und übrigens sind Bananen in dieser Woche im Sonderangebot.

Hilfe! Ja, genau, unser Gehirn würde wohl manchmal gern um Hilfe rufen, wenn es mit all dem Müll überschüttet wird. Aber das Gehirn als solches wertet nicht. Es nimmt, was kommt. Egal, ob es um Bananen oder Buchhaltung geht. Wie wohltuend wäre es, eine Art Schranke zu haben, damit man nicht so zugemüllt wird!

Mentalhygiene

Nun, die gibt es. Eigentlich ist es Selbstfürsorge. Wir putzen täglich unsere Zähne, wir betreiben Körperpflege. Das Gehirn, das vergessen wir. Es liegt aber auch ungünstig. Wie soll man da rankommen? Über die Ohren? Kann ich meine grauen Zellen waschen? Ja. Mit Mentalhygiene! Aha, interessant, denken Sie vielleicht, das google ich doch gleich mal. Und ach ja, da gibt es noch andere spannende Dinge, die beim Suchen aufploppen, und dies und jenes ... und schon nimmt das Informationskarussell Fahrt auf. Was wollten Sie gleich noch mal? Worum ging es eigentlich?

Keine Frage: Computer, Handy, all diese Spielzeuge sind enorme Erleichterungen im Alltag. Sie schenken uns unfassbar viele Möglichkeiten für ein selbstbestimmtes Leben, aber eben nur, wenn wir sie bewusst steuern, anstatt uns von ihnen steuern zu lassen.

Also: Lösen wir uns aus dieser Art von Versklavung. Wir finden zurück in die Konzentration, eine Voraussetzung, um zu fokussieren, einen Fokus zu bilden. Der richtet sich wie ein Scheinwerfer auf eine Sache. Sein Lichtkegel schirmt uns gegen Ablenkungen ab. Wir sind präsent. Wir sind konzentriert. Wir haben etwas im Fokus. Wir sind im Flow. Wir erreichen, was wir wollen. Es geht uns gut. Wir fühlen uns wertvoll. Wir haben etwas geleistet. Unser Gehirn belohnt uns mit einer Dosis Dopamin.

Oder eben nicht. So erlebe ich es oft bei meinen Coachings mit Studierenden. Sie können sich nicht von ihren Handys trennen, behalten sie in der Hand oder legen sie auf den Tisch neben sich, und es piept und blinkt ohne

Unterlass. Was da alles scheinbar Wichtiges vibriert, während sie mit mir am Erfolg ihres Studiums oder sogar am Gelingen ihres Lebensplanes feilen! Kann es in diesem Setting wichtiger sein, dass Laura gerade Sushi isst?

Einmal selbst sehen ist mehr wert,
als hundert Neuigkeiten hören.

JAPANISCHES SPRICHWORT

Immer weniger Menschen gelingt es, wirklich abzuschalten. Weil sie ihre Lieblingsspielzeuge nie abschalten. Sie sind stets online mit anderen und vergessen darüber sich selbst. Zu sich selbst haben sie die Verbindung verloren, und deshalb können sie sich nicht konzentrieren und auch nicht fokussieren.

Das macht mir auch als Vater von zwei Söhnen Sorgen. Als ich in ihrem Alter war, gab es noch keine Handys. Ich will kein Spielverderber sein, aber ich weiß, dass meine Kinder die Spur ihrer Lebensfreude schmälern, wenn sie sich einengen auf die virtuelle Welt. Ich halte aber überhaupt nichts davon, auf Erkenntnissen von vorgestern zu beharren. Wir sollten unsere Systeme immer up to date halten. Sowohl was die Computer betrifft als auch uns selbst. Aber wir sollten uns stets darüber bewusst sein, welches up to date wir wollen und ob es nötig ist, noch jede Menge Zusatzprogramme draufzuladen, die die Leistung des Rechners letztlich verlangsamen.

Ich weiß, dass ich als Elternteil eine Vorbildfunktion habe. Ich kann meinen Kindern nicht erklären, wie schädlich zu viel Internetkonsum ist, und dann selbst ständig im Netz herumsurfen. Kinder lernen über Copy & Paste. Das rufe ich mir immer wieder ins Gedächtnis.

Ich möchte meine Kinder auch nicht vor ein Entweder-oder stellen. Meiner Überzeugung nach besteht immer ein Sowohl-als-auch. Also gibt es statt Handyverbot gewisse Regeln, die im Umgang mit dem Internet eingehalten werden müssen. Was bei mir bislang relativ einfach ist, meine Kinder sind noch nicht in der Pubertät. Ich hoffe sehr, dass sie in ihrem weiteren Leben einen guten Umgang mit der Vielzahl von Informationen finden. Der ideale Weg dazu ist es, ihnen attraktive Alternativen anzubieten.

Die Kraft der Natur

Mit den Jungs fuhr ich in die Berge. Ich selbst habe in meiner Kindheit sehr viel Zeit in der Natur verbracht und früh gelernt, wie viel Kraft sie uns schenkt. Den Fokus auf die Natur zu richten ist überhaupt ein Allheilmittel für mich. Das wollte ich meinen Kindern auch gern mit auf den Weg geben. Ich hatte mir eine tolle Wanderung ausgesucht, an einem Bach entlang. Es dauerte keine drei Minuten, da war es den beiden langweilig. Sie quengelten, dann weinte einer, schließlich der andere. Ich blieb im Fokus der Natur. Ich wies sie nicht darauf hin, dass man Kiesel in den Bach werfen könnte. Dass es toll ist, Ameisen zu beobachten. Dass man heraushören kann, welche Geschichten sich im Rauschen der Blätter verbergen. Ich sagte gar nichts, blieb in meinem Fokus der Natur, und wir liefen weiter, und die Jungs beschwerten sich, weil sie ihr Spielzeug nicht dabeihatten, dass es total langweilig sei, und stellten die Lieblingsfrage aller Eltern: *Wann sind wir endlich da?*

Dass wir schon *da* waren, konnten sie noch nicht sehen Doch ich hatte Vertrauen, dass es besser werden würde, wenn ich sie ihren Fokus finden ließ, wenn ich sie nicht mit

Informationen überhäufte, was man tun könnte – wenn ich sie selbst machen ließ im Vertrauen auf ihre kindliche Entdeckerfreude.

An einer schönen Stelle setzte ich mich auf einen Stein am Wasser und tat nichts, saß nur da. Das Quengeln dünnte aus, wurde leiser, einer der Jungs beobachtete gebannt, wie das Wasser einen Stein umspülte, der andere kam dazu, man beratschlagte, nahm die Sache von allen Seiten in Augenschein, trat näher, ging in die Hocke, inspizierte die Gegend, was man brauchen könnte für das Bauwerk, das entstehen sollte. Nach fünf Minuten Vorbereitung sah ich, pures Glück, meine beiden Jungs völlig vertieft. Einen Damm wollten sie bauen. Ausprobieren, ob es ihnen gelingen könnte, das Wasser an einem kleinen Seitenarm des Baches aufzuhalten. Die Schuhe hatten sie schon ausgezogen, wateten selbstvergessen durch das Wasser. Auch mich hatten sie vergessen. Und das war gut so. Ganz gewiss würde ich sie nicht stören, fragte aber nach etwa einer Stunde, als ich hungrig wurde und den Rucksack öffnete: »Jungs, wollt ihr auch was essen?«

Keine Antwort.

Als ich nach zwei Stunden erklärte, dass wir allmählich aufbrechen sollten, stieß ich auf wenig Begeisterung. »Wir machen morgen wieder was Tolles«, versprach ich.

Es ist mir sehr, sehr wichtig, meinen Kindern die Kraftquelle Natur zu eröffnen, idealerweise so, dass sie dort ihre eigenen Pfade finden. Anstatt dass ich sie aufmerksam mache: Hört mal, wie schön der Vogel singt, seht mal, wie der Farn wächst. Kurz: Sie sollen ohne Erziehungsauftrag ihre eigenen Forschungsprojekte starten. Die Welt klein machen und die große Welt im Kleinen entdecken. Einen Fokus ausrichten, der Welt wird. Das gibt so viel Kraft! Und es beruhigt und macht diese unberechenbare, unruhige Welt zu einem Ort, an dem man doch noch ein wenig Kontrolle hat.

Ja, es ist schön, eine Wahl zu haben, aber zu viele Möglichkeiten sind keine Erleichterung. Sind Sie auch schon einmal vor einem Regal mit zwanzig Joghurtsorten verzweifelt und dann womöglich nach Hause gegangen, ohne etwas zu kaufen?

Meine persönlichen Erkenntnisse

Die Qual der Wahl

Gerade weil unsere Welt vor Angeboten überquillt, ist es wichtig, einen guten Stand zu haben, in der Mitte zu sein und von hier aus den Fokus auf etwas richten zu können.

Neulich war ich bei einer Kulturveranstaltung. Es spielte nicht nur eine Band, es spielten fünf. Parallel gab es eine Ausstellung, eine Tanzvorführung, ich glaube, zwei Lesungen und eine Open Stage für alle, die noch spontan etwas zeigen wollten. Ich wollte eigentlich nur zu einer einzigen Band. Aber es war ja denkbar, dass die anderen auch gut waren. Und die Lesungen und die Tanzvorführung und, und, und. Am Ende hörte ich gerade noch den letzten Song »meiner« Band und bedauerte es, nicht von Anfang an dabei gewesen zu sein. Ich hatte Lust auf ein Steak. Die Speisekarte im Restaurant umfasste zwanzig Seiten, eine davon mit Steakgerichten. Aha, was gibt es noch alles? Vielleicht lieber dies oder jenes? Ach, wie einfach ist es in Asien. Red Curry oder Green Curry. Und manchmal die Qual der Wahl, weil auch Yellow Curry eine Option wäre. Das Ende vom Lied: Hätt ich doch ein Steak bestellt ...

Wer seinen Weg kennt, muss sich
nicht an jeder Kreuzung neu entscheiden.

CHINESISCHE WEISHEIT

Warum machen wir es uns selbst so schwer? Weil wir Angst haben, etwas zu verpassen. Es könnte ja sein, dass ein besseres Gericht auf der Speisekarte steht. Dass ich etwas versäume, wenn ich beim Steak bleibe. Meine Studierenden haben Angst, etwas zu verpassen, wenn sie ihr Handy ausschalten. Es muss immer an sein, damit sie nichts verpassen, denn das wäre schrecklich.

Was wäre daran so schrecklich?

Dann könnte ich nicht gleich antworten.

Und was würde dann passieren?

Dann würden die anderen denken, dass ich mich nicht für sie interessiere.

Interessierst du dich denn für sie?

Na ja. Ja. Oder nein. Also manchmal. Doch, ja. Irgendwie. Klar.

Und für dich?

Wie für mich?

Ob du dich so für dich interessierst, dass du den Fokus

auf dich richten kannst und die anderen für, sagen wir, mal eine halbe Stunde draußen lassen kannst.

Eine halbe Stunde, echt jetzt? Wie wär's mit fünfzehn Minuten?

Die Wahrheit ist, dass für viele auch zehn Minuten kaum auszuhalten sind, so weit sind sie aus ihrer Mitte entwischt, gewischt. Oder das Handy ist zum Lebensmittelpunkt geworden. Also: Zurück zur Mitte, Zeit für die Praxis.

Aus der Praxis: Vipassana

Die Vipassana-Meditation stammt aus dem Buddhismus. Buddha lehrte sie vor etwa 2500 Jahren. Heute wird sie in vielen Ländern praktiziert, auch von Menschen, die keiner bestimmten religiösen Tradition angehören. Vipassana bedeutet aus der altindischen Sprache Pali übersetzt: klare Einsicht oder Weisheit. Für mich ist diese wunderbare Meditation eine stete Erinnerung daran, die Dinge zu sehen, wie sie wirklich sind.

Früher dachten die meisten Menschen bei Meditation einfach ans Stillsitzen. Das gibt es heute auch noch – und viel, viel mehr. Ob geführt, ob in der Stille, ob Zen oder mit den Zehen beim Gehen, ob auf eine Eigenschaft, auf alles und nichts ... Im Laufe vieler Jahre habe ich vieles ausprobiert und bin immer wieder bei Vipassana gelandet, meiner Lieblingsmeditation. Hier folgt man keiner Stimme, die einem sagt, was man denken soll. Man beobachtet einfach nur. Das klingt zwar einfach, ist aber eine ziemliche

Herausforderung, besonders zu Beginn. Lassen Sie sich davon nicht abhalten. Der Nutzen in der Praxis wird unglaublich groß sein.

Während der Vipassana-Meditation konzentrieren wir uns auf die Beobachtung unserer körperlichen Empfindungen, indem wir unsere Achtsamkeit auf den Atem, den Körper und die Empfindungen richten, ohne jedoch etwas dabei zu bewerten oder beurteilen. Somit ist die Vipassana-Meditation auf Selbstbeobachtung und Selbsterforschung ausgerichtet. Durch das Beobachten der eigenen Gedanken, Emotionen und körperlichen Empfindungen entwickelt man ein tiefes Verständnis für die Natur des Geistes und lernt, wie man gelassen mit Herausforderungen des Lebens umgeht.

Auf diese Weise baut Vipassana Stress ab, steigert das Wohlbefinden und stärkt das Selbstbewusstsein. Durch die Achtsamkeit auf körperliche Empfindungen können auch körperliche Schmerzen und Beschwerden besser bewältigt werden. Auf geistiger Ebene können durch das Erkennen der Wechselwirkungen zwischen Körper und Geist negative Denkmuster und Verhaltensweisen verändert werden, was zu einem verbesserten Wohlbefinden und einer größeren Lebenszufriedenheit führen kann. Und damit beginnen wir jetzt. Ich rate dir als Erstes, einen Wecker zu stellen, zu Beginn genügen zehn Minuten, später kannst du auf zwanzig und dreißig steigern. Das wäre eine wirklich gute Dauer für diese Meditation.

Finde einen ruhigen Ort, an dem du ungestört sein kannst. Setz dich auf eine bequeme Unterlage, die deinen Rücken stützt. Schließe deine Augen und atme langsam und tief ein und aus. Versuche, dich auf deine Atmung zu konzentrieren, und spüre, wie der Atem

deinen Körper durchströmt. Richte deine Aufmerksamkeit dabei auf die Empfindungen deines Körpers. Spüre, wie dein Körper auf dem Boden sitzt, spüre deine Füße auf dem Boden, spüre deine Hände auf deinen Knien. Lass deine Gedanken kommen und gehen, ohne ihnen zu folgen oder ihnen zu widerstehen. Betrachte sie einfach wie vorbeiziehende Wolken am Himmel.
Wenn du merkst, dass deine Gedanken abschweifen, kehre bewusst zu deinem Atem zurück und spüre erneut die Empfindungen deines Körpers. Wenn du körperliche Empfindungen bemerkst, konzentriere dich darauf und beobachte sie. Versuche nicht, sie zu verändern oder zu bewerten, sondern betrachte sie einfach, ohne sie zu bewerten oder zu beurteilen. Wenn du Schmerzen oder Unbehagen spürst, versuche, dich nicht zu bewegen oder darauf zu reagieren. Betrachte sie einfach als vorübergehende Empfindungen und beobachte, wie sie kommen und gehen.
Wenn du merkst, dass deine Aufmerksamkeit abschweift, kehre bewusst zu deinen Empfindungen zurück und beobachte sie weiter.

Sei in deiner Praxis geduldig mit dir selbst. Es kann einige Zeit dauern, bis du die Technik beherrschst und sich der Zustand der Achtsamkeit in dir ausbreitet. Deshalb ist das regelmäßige Üben so wichtig. Es wird nach und nach dein ganzes Leben verändern, denn du wirst bemerken, dass du die Achtsamkeit, die du während der Meditation entwickelt hast, auch in deinem Alltag praktizierst.

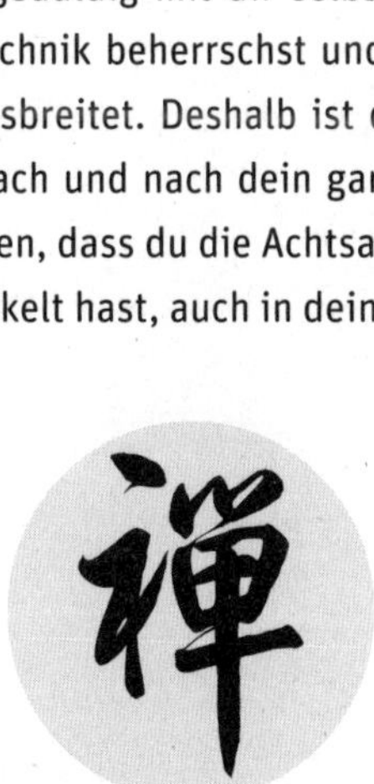

Zen & Meditation

Meine persönlichen Erkenntnisse

Ziele im Fokus

Nur wer sich absolut klar darüber ist, was er will, kann es auch erreichen. Wir müssen unsere Ziele kennen! Sonst sind wir ein Kapitän auf unserem Lebensschiff, der einfach nur irgendwohin schunkelt, wo es hoffentlich schön ist. Die Wahrscheinlichkeit, dass wir dann wirklich genau dort ankommen, wo wir sein möchten, ist gering. Können wir jedoch die Koordinaten in unseren »Lebenslauf« eingeben, dann haben wir die besten Chancen, sogar wenn wir unterwegs in das eine oder andere Unwetter geraten. Gewiss gibt es viele schöne Fleckchen auf der Erde. Doch wenn jemand von einem Sandstrand träumt, von Spaziergängen im seichten Wasser, das die Knöchel sanft umspielt, und an einer Steilküste landet, ist das eben nicht ideal. Gewiss, es gibt überall Meer. Aber es ist das falsche. Es ist Wiener Schnitzel statt Steak ...

Auf den ersten Blick könnte man glauben, es sei einfach, zu wissen, was man will. Doch jeder, der sich einmal mit der Frage beschäftigt, merkt, dass sie tricky ist. Das liegt daran, dass wir oft in einzelnen Themen des Lebens gefangen sind. Alles dreht sich dann um diese jeweiligen Themen. Wie in einem Hamsterrad rennen wir immer schneller und versuchen eine Sache zu lösen. Dadurch verlieren wir den Überblick über den ganzen großen Rest unseres Lebens, der ja unendlich viel größer ist als dieses eine Thema, das wir aber zu unserem Leben gemacht haben. Sind wir lange genug im Hamsterrad gerannt, dann verlieren wir oft sogar aus unseren Augen, worum es eigentlich geht. Wir rennen, weil wir rennen, im Rennen haben wir vergessen, warum wir rennen, und wir rennen und rennen und rennen. Was ist dein Ziel? Rennen.

Nun gibt es zwar den Spruch: Der Weg ist das Ziel. Doch ein Weg ist kein Rennen und erst recht kein Hamsterrad. Um aus diesem herauszuspringen, sollten wir uns mit unseren Zielen befassen.

Wer etwas verändern will in seinem Leben,
muss etwas ändern in seinem Leben.

JIM ROHN

Aus der Praxis:
Ins Schwarze

Nehmen Sie sich Zeit für die folgende Übung, für die Sie Ihr Erfolgstagebuch oder einige Blatt Papier und einen Stift benötigen. Sie wissen ja: Klare Ziele sind die Voraussetzung für Ihren Erfolg.
Atmen Sie bewusst, vielleicht haben Sie eben die Vipassana-Praxis gemacht. Sammeln Sie sich. Dann setzen Sie sich bequem hin, atmen entspannt weiter und lassen Ihren inneren Blick über Ihr Leben schweifen.
Was wollen Sie wirklich? Sie werden es herausfinden:

Erster Schritt
Bleiben Sie locker und schreiben Sie auf, was Ihnen in den Sinn kommt unter der Überschrift: *Was will ich wirklich?* Grübeln Sie nicht, bewerten Sie nicht, bleiben Sie entspannt und schreiben Sie auf. Halten Sie sich nicht mit Zweifeln auf, ob das, was Ihnen durch den Kopf geht, wirklich machbar wäre, ob Sie genug Geld dafür haben oder die richtige Ausbildung etc. Sonst blockieren Sie Ihren Prozess der Zielfindung und aktivieren stattdessen Saboteure aus dem Keller. Dieses sogenannte Brainstorming ist eine bewährte Technik, um kreativ Ideen zu sammeln, insbesondere bei der Ziel-

definition, bei der es wichtig ist, eine breite Palette von Möglichkeiten zu erforschen, bevor man sich auf eine bestimmte Richtung festlegt.

Zweiter Schritt

Das nächste Blatt Papier oder die nächste Seite in Ihrem Erfolgstagebuch teilen Sie mit einem Längsstrich. An den linken oberen Rand malen Sie bitte ein großes Plus, an den rechten ein großes Minus. Nun blicken Sie innerlich auf Ihr letztes halbes Jahr zurück und notieren in den jeweiligen Spalten in Stichworten, was daran gut und was nicht so gut war. Gehen Sie alle Bereiche Ihres Lebens durch: die Familie, Ihren Job, die Freunde, die Gesundheit, Geld, sich selbst, Ihre Kinder, alles, was Ihnen in den Sinn kommt. Vermutlich werden Sie schnell merken, wie spannend das ist, und deutlich spüren, wo Sie jetzt stehen. Bitte bewerten Sie das nicht, nehmen Sie es einfach so an, wie es ist. Auch wenn Ihnen bewusst wird, dass Sie auf einzelne Bereiche Ihres Lebens sehr stark fokussiert waren und andere vernachlässigt haben.

Diese kleine Vorübung zum Thema Zieldefinition könnte man auch als Aufwärmen bezeichnen. Wie im Sport, bevor das eigentliche Training beginnt. Als Nächstes umkreisen Sie mit Ihrem Stift alle Wörter, die Ihnen aufgefallen sind, die in Ihnen beim Notieren ein bemerkenswertes Gefühl ausgelöst haben. Nur einkreisen, nicht mehr, nicht bewerten, nicht darüber nachdenken. Das kommt später.

Dritter Schritt

Nun widmen Sie sich dem Sein, Tun, Haben Ihres Lebens.
Denken Sie nicht nach, bleiben Sie locker und schreiben Sie spontan auf:
Was möchte ich sein in meinem Leben?
Was möchte ich haben in meinem Leben?

Was möchte ich tun in meinem Leben?
Wie genau sieht meine beste Version von mir selbst aus?

Als Nächstes widmen Sie sich den Bausteinen Arbeit, Familie und Selbst.

Arbeit: Was möchte ich arbeiten? Wo möchte ich arbeiten? Wie viel möchte ich arbeiten? Wie viel Freude will ich daraus ziehen? Was will ich mit meiner Arbeit bewirken? Wie viel will ich verdienen etc.

Familie: Wie möchte ich mit meiner Familie Zeit verbringen? Wann, mit wem, wo und wie? Und mit Freunden etc.?

Ich selbst: Wie und wie viel Zeit möchte ich in welcher Qualität für mich selbst haben? Was macht mir Freude, was macht mir Spaß, was begeistert mich, wobei fühle ich mich rundum wohl? Was liebe ich zu tun, was gibt mir Kraft? Mit wem möchte ich meine Aktivitäten teilen etc.?

Vierter Schritt

Als Nächstes bringen wir eine klare Struktur in diese Ziele. Blättern Sie dazu zurück zu Ihrem Brainstorming aus dem ersten Schritt. Welche Wörter haben Sie mit dem Stift eingekreist? Gelten sie noch oder hat sich bereits etwas geklärt und Sie treffen – in einer anderen Farbe – eine neue Wahl, mit der Sie nun weiterarbeiten möchten? Es ist normal, dass sich Ziele verändern. Wenn Sie in Ihrem Leben zurückblicken, erkennen Sie bestimmt, wie oft sich Ziele verändert haben. Das ist ein normaler Prozess: Auch wenn wir ein Ziel als etwas Statisches betrachten, so verändern sich Ziele wie auch die Richtungen, aus denen wir uns ihnen nähern. Wenn Sie diese Übung nach einigen Monaten erneut durchführen, wird sich vielleicht wieder etwas verändert haben.

Meine Erfahrung mit meinen Klienten hat mir immer wieder gezeigt, dass es zunächst einmal wichtig ist, die kurz- bis mittelfristigen Ziele zu definieren, um eine starke und große Veränderung im Leben *jetzt* zu bewirken. Natürlich gibt es auch langfristige Ziele, die man sich vorstellen kann. Wo will ich in fünf oder zehn oder gar zwanzig Jahren sein? Für manche Menschen ist das schwer vorstellbar, für andere nicht, weil es verschiedene Typen von Planern gibt, die kurz- und die langfristigen. Nach fünfunddreißigjähriger Erfahrung mit unzähligen Klienten weiß ich, dass man ganz konkret jedoch immer nur im Jetzt arbeiten kann.

Fünfter Schritt

Wählen Sie aus dem vierten Schritt Ihre jetzt aktuellen vier Hauptziele aus, die für Sie jetzt im Moment am meisten herausstechen und die Sie gerne *jetzt* angehen wollen. Vielleicht sind es vier Ziele aus unterschiedlichen Lebensbereichen. Meine Klienten entscheiden sich oft für Gesundheit, Finanzen, Beziehung und Hobby.
Sie benötigen nun vier leere Blätter oder eben Seiten in Ihrem Büchlein. Jedes Blatt ein Ziel. Ich erkläre den Ablauf an einem Beispiel, das Sie dann auf Ihre eigenen vier Ziele übertragen können.

Erstes Blatt: Ziel 1, Beispiel Gesundheit

Was bedeutet Gesundheit für mich?
Keine Schmerzen mehr, nicht mehr zu dick sein. Nicht mehr schlecht schlafen. Nicht mehr unwohl fühlen. Nicht mehr so schlapp sein etc.
Haben Sie es gemerkt? Es sind alles Beschreibungen, was man *nicht mehr* sein möchte. Genauso klingt es bei meinen Klienten. Sie benennen, was sie nicht mehr wollen. Doch das sind keine klaren Ziele, und genau das ist das Problem. Denn wenn wir keine für uns guten Ziele benennen, kann unser Unterbewusstsein sie auch nicht in die Tat umsetzen. Unser Unterbewusstsein hört dann nur: Schmerzen, dick sein, schlecht schlafen und schlapp, also energielos. Gern unterstützt es uns dabei, genau das alles zu sein,

denn es kennt keinen Unterschied zwischen *will ich* und *will ich nicht.* Wenn wir also die Kraft unseres Unterbewusstseins nutzen wollen, müssen wir unsere Ziele positiv beschreiben. Zum Beispiel so:

Ich will kraftvoll sein. Voller Energie sein. Eine super Figur haben. Einen durchtrainierten Körper haben. Entspannt sein. Gut schlafen und mich dabei komplett regenerieren. Total zufrieden sein. Ich will absolut gesund und vital sein.

Scheuen Sie sich nicht vor Wörtern wie super, absolut, unglaublich, großartig etc. Das hört Ihr Unterbewusstsein gern, darauf reagiert es. Gewiss brauchen Sie einen Mindset-Change dafür. Aber das kriegen Sie hin, bestimmt! Normalerweise denken wir eher in der Kategorie von *etwas oder ein wenig besser schlafen,* nicht: wunderbar entspannt schlafen. Ein wenig mehr Energie haben würde mir schon reichen. Ein wenig abnehmen wäre schon toll für mich. So limitieren wir unsere Chancen. Oder verschieben sie so weit in die Zukunft, dass wir sie zwischendurch vergessen: Vielleicht im Sommer würde ich …

Unser Unterbewusstsein kennt nur das Jetzt. Also muss unsere Beschreibung attraktiv, groß und im Jetzt sein. Sonst gähnt unser Unterbewusstsein gelangweilt und sagt müde: *Melde dich wieder, wenn du was Spannendes hast, das ich für dich tun kann.*

Kommunizieren Sie extrem kraftvoll und energiereich! Wenn Sie sich einmal daran gewöhnt haben, werden Sie merken, wie einfach es im Grunde genommen ist und wie wunderbar diese neue Verbindung mit Ihrem Unterbewusstsein ist.

Ich will extrem kraftvoll sein. Voller Energie sein. Eine super Figur haben. Einen erstklassig durchtrainierten Körper haben. Sehr entspannt und gelassen sein. Ich will supergut schlafen und mich dabei komplett regenerieren. Total zufrieden sein. Absolut gesund und vital sein.

Sechster Schritt

Nun stellen Sie sich die Frage, warum Sie – in diesem Beispiel – gesund sein möchten: Weshalb will ich das? Was auch immer Sie dazu sagen können, tun Sie es hier und verwenden Sie das Wort *mehr.*

Weil ich mein Leben mehr genießen will. Weil ich mehr entspannt sein will. Weil ich mehr gelassen sein will. Weil ich glücklich sein will. Weil ich mehr für meine Familie da sein will. Weil ich erfolgreich in meinem Geschäft sein will. Weil ich eine erfüllende und liebevolle Beziehung haben will.

Klingt hier und da komisch? Das ist Absicht. Nicht gelassener sein. Sondern mehr gelassen sein. Denn auch bei dem Wörtchen mehr spitzt das Unterbewusstsein die Ohren.
Indem Sie den Grund erforschen, warum Sie genau dieses Ziel erreichen wollen, entwickeln Sie die nötige Kraft, um durchzuhalten, auch wenn sich Widerstände ergeben.

Siebter Schritt

Wir sind beim letzten Punkt der Zieldefinition angelangt: Wie fühlt es sich an, wenn Sie Ihr Ziel erreicht haben? Ich bleibe beim Beispiel Gesundheit:

Stellen Sie sich bis in die kleinste Zelle vor, wie es sich anfühlt, wenn Sie so strotzend gesund sind, wie es Ihr Ziel ist. Fühlen Sie es mit dem ganzen Körper. Das Glück. Die Entspannung. Die Stärke. Die Vitalität. Die Lebensfreude, die durch Ihre Adern pulsiert.
Wo sind Sie in diesem Zustand, und wie sehen Sie aus? Tanken Sie sich voll mit dem Gefühl Ihres erreichten Ziels.
Gibt es einen Ort, den Sie mit Ihrem Ziel verbinden? Ein Foto von Ihnen? Als Sie sich absolut gesund und vital und lebendig gefühlt

haben – ein Sinnbild? Oder einen Ort, der für Sie genau diesen Wert, Gesundheit, widerspiegelt? Sammeln Sie Gefühle, sammeln Sie das schöne Strömen, sammeln Sie die Bilder vor Ihrem inneren Auge und die in der äußeren Welt … bis alles zu einem einzigen starken leuchtenden Zielbild zusammenfließt. Dieses Zielbild wird später beim Reset eine wichtige Rolle spielen. Doch noch ein wenig Geduld – jetzt bitte ich Sie, die Punkte 5 bis 8 für alle Ihre Ziele selbst durchzuarbeiten, wie ich es am Beispiel Gesundheit erklärt habe.

Das jeweilige Ziel: Was genau will ich.
Weshalb genau dieses Ziel.
Wie fühlt es sich an, es erreicht zu haben, und mein Bild zu diesem Gefühl beziehungsweise dem Ziel. Also mein Zielbild.

Mit diesem Zielbild beziehungsweise den Bildern, allen Wörtern und Gefühlen dazu arbeiten wir nun weiter und auch später in der Affirmation, mit der Sie Ihre Ziele tief in sich verankern.

Für den Moment erstellen Sie ein *Vision Board.*
Das ist sozusagen eine Collage, in der Sie all den Begriffen, Wörtern, Gefühlen und Bildern Ausdruck verleihen, die Sie mit Ihrem Ziel verbinden. Das Vision Board zeigt die Essenz aller Informationen, die Sie in Ihrem Veränderungsprozess bereits gewonnen haben. Und es ist unglaublich machtvoll! Als ich vor vielen Jahren anfing, mit Vision Boards zu arbeiten, konnte ich es zuerst nicht fassen, welche Durchschlagkraft sie entwickeln. Doch heute weiß ich einfach: Es ist so. Ich weiß es aus meinem eigenen Leben und höre es immer wieder von meinen Klienten. Ein Vision Board löst ähnlich wie eine Affirmation sehr starke Gefühle in uns aus. Deshalb nutze ich beide im Reset, wie Sie am Ende merken werden: Vision Board und Affirmationen.

Aber jetzt erst einmal zu unserem Vision Board. Wählen Sie vier Hauptziele aus und suchen Sie bitte für jedes Ziel ein starkes Bild aus, ob aus einer Zeitschrift, aus dem Internet oder Ihrer Foto-Mediathek. Dieses Foto soll passgenau als Symbol für Ihr Ziel dienen. Es soll die Gefühle beinhalten, die Sie mit Ihrem Gefühl verbinden. Lassen Sie sich ruhig Zeit für Ihre vier Bilder, sie sollen wirklich passen. Den meisten Menschen gefällt die Suche danach gut – man lässt sich in der Gegenwart schon ein Stück weit nieder in seiner erfolgreichen, wundervollen Zukunft. Gern können Sie selbst auf dem Bild zu sehen sein, das muss aber nicht sein. Es kann ein Naturbild sein, ein Tierfoto, alles ist möglich, Hauptsache, es ist für Sie voll aufgeladen mit Ihrer Vision. Alles, was Ihr Ziel für Sie bedeutet, sollte in diesem Bild enthalten sein. Und wirklich: für Sie! Andere Menschen reagieren vielleicht gar nicht darauf. Das ist egal. Es geht hier nur um Sie und Ihr Ziel.

Wenn Sie Ihre vier Bilder gefunden haben, schneiden oder drucken Sie sie aus und kleben sie wie bei einer Collage auf Papier. Nun haben Sie ein Vision Board erstellt. Beim Reset am Ende des Buches wird es eine wichtige Rolle spielen.

Meine persönlichen Erkenntnisse

___

___

___

Beharrlichkeit führt zum Ziel

Als ich selbst das erste Mal auf die eben beschriebene Weise mit Zielen arbeitete, verblüffte mich das Ergebnis. Ehrlich gesagt dachte ich damals als junger Mann, dass ich so etwas gar nicht nötig hätte. Ich war doch bereits gesund, fit und voller Kraft. Und was ich machte, das machte ich zu hundert Prozent und mit voller Hingabe. Also: Wieso sollte ich mich mit Zielbildern beschäftigen? Einzig und allein weil ich neugierig war, begab ich mich in diesen Prozess. Gelockt hat mich letztlich die Möglichkeit, die beste Version von mir selbst zu kreieren. Besser werden wollte ich ja immer. So führte ich die Übung genauso durch, wie ich sie eben beschrieben habe. Mit einem so starken Resultat hätte ich allerdings nicht gerechnet. Ich war total überrascht von der unglaublichen Kraft, die meine Fokussierung auf die Zielbilder auslöste. Es hatten sich Türen geöffnet, von denen ich nur geträumt hatte, ja, bei einigen hatte ich gar nicht gewusst, dass es sie überhaupt gab ... für mich.

Es dauerte noch eine Weile, bis ich wirklich durch diese Türen gehen konnte. Aber ich wusste jetzt, dass es für mich machbar war, diese Türen zu öffnen und zu durchschreiten und genau diese Kraft zu spüren, die ich in der Zielbild-Arbeit vorweggenommen hatte. Mein Zielbild war es damals, mein eigenes Geschäft zu eröffnen. Keine Anstellung mehr als Master Trainer einer großen Fitnesskette, sondern Herr im eigenen Haus. Komplett selbstständig wollte ich sein in eigenen Räumlichkeiten. In meinem Zielbild sah ich den Raum, die Klienten, mein Einkommen, meine Sicherheit, meine Gesundheit – alles, was ich brauchte, in allen Details mit allen Emotionen und Gefühlen, die sich in vielen schönen und starken Bildern zeigten. Für diese Bilder suchte ich mir Abbilder aus Zeitschriften etc. und hängte sie in meiner Wohnung auf. Ein geballtes Vision Board war das noch nicht, aber ich war bereit für die große Veränderung, der ich mit den Bildern sozusagen den Weg zu mir bereitete. Doch leider fehlten mir in diesem Moment noch die finanziellen Möglichkeiten, all das zu verwirklichen.

Was tun? Ich machte das, was zur Zielarbeit gehört: Ich blieb beharrlich dabei, mich zu hundert Prozent und mit allen Emotionen und Gefühlen auf mein Zielbild zu fokussieren. Ohne es zu hinterfragen. Mein Dranbleiben wurde belohnt, denn nach circa vier Monaten begannen die kleinen und großen Wunder zu geschehen. Ich fand Räumlichkeiten, hatte aber noch kein Geld, sie auszustatten. Da vererbte mir eine entfernte Verwandte unverhofft und unerwartet einen Geldbetrag, da nach ihrem Tod ihr Vermögen unter allen Familienangehörigen aufgeteilt wurde. Mit dieser Erbschaft konnte ich die Räume einrichten und beginnen, mein Zielbild wahr werden zu lassen. Und das war nicht das einzige Mal in meinem Leben, dass die Zielarbeit solche Früchte trug. Viele meiner Klienten, die diesen Weg beharrlich und vertrauensvoll gingen, berichteten mir Ähnliches. Wenn man sein Zielbild gefunden hat und zu einhundert Prozent darauf fokussiert und dabei bleibt, egal, was außen herum geschieht, dann öffnen sich Türen. Es geht immer wieder um Geduld und Fokus, Fokus und Geduld.

Präsenz

Eines meiner Ziele ist es somit, so oft wie möglich fokussiert zu sein, wobei es verschiedene Stufen der Fokussierung gibt. Ein kleiner Fokus wäre sozusagen: *Im Jetzt sein.*

Also jeden Tag viele Mini-Fokussierungen einbauen, die

in Einklang mit den großen definierten Zielen stehen. So versuche ich es. Wenn ich nach Hause komme und meine Kinder mich schon an der Tür überfallen und mir alles Mögliche erzählen wollen, dann sorge ich dafür, dass ich jetzt auch wirklich nach Hause komme. Nicht die Wohnungstür aufschließe und denke, welche Mail ich gleich noch schreibe. Nein, wenn ich nach Hause komme, dann bin ich auch zu Hause.

Ich will dann nicht sagen: »Ich muss nur noch mal schnell ... Nur noch kurz ...«

Das habe ich früher getan, es war nicht gut, ich habe es in einem Reset abgeschafft. Es ist auch kein gutes Vorbild für meine Kinder.

So richte ich den Fokus in Verbindung mit meiner Umwelt dorthin, wo es *jetzt* wichtig ist. Auf die Arbeit. Auf die Familie. Auf den Hund, wenn ich mit ihm spazieren gehe. Auf meinen jeweiligen Klienten, meine jeweilige Klientin. Auf dieses Buch. Und das fühlt sich alles sehr gut an. Ich bin jederzeit in meiner Kraft. Wie es die folgende Geschichte beschreibt, die dem japanischen Zen-Meister Dogen zugeschrieben wird:

Ein Schüler fragte seinen Meister: Was machst du,
um dich zu entspannen?
Der Meister antwortete: Wenn ich stehe, stehe ich;
wenn ich sitze, sitze ich; wenn ich gehe, gehe ich;
wenn ich esse, esse ich; wenn ich schlafe, schlafe ich.
Der Schüler erwiderte: Das tun doch alle.
Der Meister antwortete: Nein, nicht alle. Wenn sie
gehen, denken sie an tausend Dinge; wenn sie sitzen,
denken sie an tausend Dinge; wenn sie essen,
denken sie an tausend Dinge; wenn sie schlafen,
denken sie an tausend Dinge.

Vermutlich kennen Sie diese Geschichte schon, sie ist weit verbreitet. Ich kenne sie seit Jahrzehnten. Und wissen Sie, was? Jedes Mal, wenn ich sie lese, merke ich, dass ich sie doch noch nicht kenne ...

Ablenkungen führen in die Irre

Ablenkung ist ein interessantes Wort. Man lenkt ab ... vom Ziel, wohin man eigentlich möchte, vom Weg, auf dem man bleiben müsste, um das Ziel zu erreichen. Es gibt zwei Arten von Ablenkung. Der ersten haben wir uns bereits gewidmet. Es ist die Ablenkung, die uns von außen erreicht, über unsere Handys oder andere Geschehnisse in der Umwelt, die unsere Aufmerksamkeit anziehen. Die zweite Ablenkung kommt aus unserem Inneren. Es sind unsere inneren Stimmen, die uns permanent sagen, was wir tun oder lassen sollen. Die uns Druck machen: *Das schaffst du sowieso nicht.* Oder Ängste, die uns stressen. *Du bist zu doof, zu dick, zu dumm.* Diese inneren Stimmen machen uns das Fokussieren unmöglich. Und vor allem: Sie schwächen uns enorm. Sie sind Energieräuber, Saboteure, und sie laufen mit den alten Programmen, die schon viel zu lange kein Update mehr erfahren haben. Sie stammen aus unseren ersten sieben Lebensjahren, in denen essenzielle Programme auf unsere Festplatte geschrieben wurden. Viele davon sind nützlich, andere waren es einmal, wir brauchen sie aber heute nicht mehr. Deshalb sollten wir gerade bei einem Neustart nach dem Reset ein Augenmerk auf sie legen und sie nicht wieder und wieder hochladen.

Was zudem nicht hochgeladen werden sollte beim Reset, das ist eine *radikale Fokussierung*. Damit meine ich, wenn jemand nur noch eine einzige bestimmte Sache sieht, vergleichbar mit dem vorhin beschriebenen Hamsterrad. Wenn er alles außen herum ausblendet. Also Scheuklappendenken, Tunnelblick. Was natürlich auch eine Gefahr birgt, denn wenn man immer nur das eine sieht, sieht man anderes nicht. Deshalb sollte man auch wieder aus seinem Fokus heraustreten können, sonst »verbeißt« man sich in eine Sache.

So geht es Menschen, die sich völlig mit ihrem Beruf identifizieren. Sie arbeiten sieben Tage die Woche, merken das aber gar nicht, weil das genau das ist, was sie tun wollen. Doch ihr Blickfeld wird immer enger, und darunter leidet die Familie, falls sie überhaupt eine haben. Das Ganze kann in eine Art Flucht ausarten – so sieht eine gesunde Fokussierung jedenfalls nicht aus, zumal die Betroffenen das Gespür dafür verlieren, was ihnen guttut.

Ich habe einige Klienten, bei denen die Begeisterung für ihren Job irgendwann im Tunnel mündete. Oft leiden sie an einer extrem verspannten Muskulatur, vor allem im Nacken-, Schulter- und Rückenbereich. Die Ursache liegt an der inneren Überfokussierung. Da ist es Zeit für ein Update mit einer klaren Zielformulierung, der wir in der nächsten Übung den Weg bahnen!

Meine persönlichen Erkenntnisse

Aus der Praxis: Affirmation für das Ziel

Eine Affirmation ist eine positiv formulierte Aussage über die Zukunft. Man formuliert den Idealzustand, der eingetreten ist. Je öfter man die Affirmation wiederholt, desto besser wirkt sie, denn dann geht sie ins Unterbewusstsein über. Es ist, wie wenn man einen Muskel trainiert: Wiederholung stärkt ihn, und nicht nur ein paarmal hintereinander, sondern über Wochen und Monate.

Mit Affirmationen können wir also unsere mentalen Muskeln stärken. Unsere innere Kraft und den Willen, Durchhaltevermögen aufbauen. Genau jene Fähigkeiten, auf die es ankommt, wenn wir unsere Ziele erreichen wollen. Dabei ist es wichtig, sich diese neuen Eigenschaften nicht zu *wünschen*, sondern so zu formulieren, als wären sie bereits vorhanden. In vielen Studien wurde dargelegt, dass diese Taktik enorm positive Auswirkungen zeigt. Irgendwann ist man selbst beispielsweise davon überzeugt, dass man etwas kann. Und weil man davon überzeugt ist, kann man es. Und man kann es, weil man es in sein System implementiert hat. Natürlich meine ich damit nicht, dass man, ohne sonst etwas zu verändern, zehn Kilo abnimmt und eines Morgens siebzig Kilo wiegt, nur weil man es sich jeden Tag gesagt hat. Eine Affirmation ist ein zusätzliches Hilfsmittel, das von innen heraus etwas verändert.

Wenn man seine Affirmation im sogenannten Theta-Zustand durchführt, also in einem tief entspannten Zustand, erreicht man die besten Resultate. Gemeint ist ein Zustand, in dem unsere Gehirnwellen auf der Theta-Frequenz arbeiten.

Gehirnwellen sind elektrische Signale, die von den Neuronen im Gehirn erzeugt werden und die sich auf der Oberfläche des Kopfes messen lassen. Sie sind vergleichbar mit unserem Herzrhythmus oder Puls. Denn unser Gehirn zeigt bei verschiedenen Aktivitäten verschiedene Frequenzen. Die Gehirnwellen öffnen sozusagen ein Fenster in das Innenleben des Gehirns und verraten uns, wie das Gehirn arbeitet, wie es auf verschiedene Reize reagiert und wie es verschiedene Aufgaben verarbeitet.

Wir kennen insgesamt fünf Wellen. Sie heißen Gamma, Beta, Alpha, Theta und Delta. Uns interessieren an dieser Stelle besonders die Theta-Wellen, da unser Gehirn hier tief entspannt und das Unterbewusstsein sehr aufnahmefähig ist, empfangsbereit für Informationen.

Deshalb führen wir auch den Reset später idealerweise im Theta-Zustand durch. Im Theta-Zustand findet auch Hypnose statt. Man kann ihn bewusst herbeiführen über die Atmung oder Qi Gong, Yoga, Meditation.

Gehirnwellen können uns dabei helfen, Körper und Geist in einen optimalen Zustand zu bringen. Wenn wir uns zum Beispiel entspannen möchten, können wir unsere Theta-Wellen erhöhen. Wollen wir uns konzentrieren, können wir unsere Beta-Wellen erhöhen. Wenn wir kreativ sein möchten, können wir unsere Alpha-Wellen erhöhen und so weiter. Ein ausgewogenes Verhältnis zwischen verschiedenen Gehirnwellen ist wichtig für eine optimale geistige und körperliche Gesundheit.

Die fünf Gehirnwellen

- *Delta-Wellen (0,5–4 Hz):* Tiefer Schlaf und Regeneration
- *Theta-Wellen (4–8 Hz):* Träume, Kreativität, Entspannung und Meditation
- *Alpha-Wellen (8–12 Hz):* Entspannter Wachzustand, Konzentration und innere Ruhe
- *Beta-Wellen (12–30 Hz):* Aktive Wachheit, Konzentration, Fokus und Aufmerksamkeit
- *Gamma-Wellen (30–100 Hz):* Hohe kognitive Prozesse wie Aufmerksamkeit, Wahrnehmung und Bewusstsein

Nun ist es nachvollziehbar, warum Affirmationen im Theta-Zustand eine so gute Wirkung entfalten können. Bevor ich ein Beispiel beschreibe, möchte ich Ihnen noch raten, die Affirmationen am Morgen oder Abend zu sprechen, also bevor man aufsteht oder bevor man einschläft. Optimal wäre der Zeitpunkt nach einer Meditation, denn dann kann unser Unterbewusstsein die Affirmation besonders gut aufnehmen. Nach und nach werden sie zu unserer neuen Realität, und mit ihrer Hilfe erreichen wir unsere Ziele.

Nun das Beispiel, wie eine Affirmation klingen könnte.
Ersetzen Sie einfach die Begriffe und Gefühle, die unterstrichen sind, durch Ihre eigenen.
Sprechen Sie sich als Erstes mit Namen an.
Richten Sie sich auf und bringen Sie sich in eine positive und starke Haltung, egal, wie Sie sich gerade fühlen.

Ich, Sabine Schmidt,
bin stark wie ein Berg und weise wie eine Gelehrte.

Atmen Sie tief ein und aus.

Ich habe Mut, Zuversicht und ein tiefes Vertrauen in mich und meine Fähigkeiten.

Atmen Sie tief ein und aus.

Ich bin ruhig, gelassen und spüre eine absolute und tiefe Freiheit in mir.

Atmen Sie tief ein und aus.

Ich bin finanziell frei und unabhängig. Geld kommt und fließt einfach und regelmäßig in meinem Leben.

Atmen Sie tief ein und aus.

Ich spüre Liebe, Heiterkeit und bin absolut dankbar für alles, was ich bereits habe in meinem Leben.
Ich bin dankbar für das, was ich habe, und strebe nach dem, was ich noch will.

Atmen Sie tief ein und aus.

Und wieder von vorne: Ich, Sabine Schmidt, bin ...

Ersetzen Sie meine Vorgaben durch Wörter, Begriffe, Emotionen, Gefühle und Qualitäten, die Sie sein und haben möchten. Gern können Sie sich diesbezüglich bei Ihrem Zielbild bedienen. Ich habe die Erfahrung gemacht, dass meine Klienten entweder stärkende Begriffe wählen – wie Mut, Vertrauen, Zuversicht – oder entspannende wie Gelassenheit, Heiterkeit, inneren Frieden.

Auch wenn Affirmationen für Sie vielleicht ein bisschen verschwommen klingen mögen, so gehören sie doch zum

Thema des Fokus. Zur Klarheit, die genau weiß, was sie will.

Auch Kraft gehört in den Bereich eines guten und gesunden Fokus. Wer keine oder zu wenig Kraft hat, wird in herausfordernden Zeiten oder Momenten zu schwach sein, um sie zu meistern. Da wir nun wissen, dass unser Körper ein Spiegel unseres Unterbewusstseins ist, können wir diesen Aspekt hier sehr gut nutzen. Wenn wir mental stärker werden wollen, sind richtig dosierte Kraftübungen eine gute Wahl. Ich empfehle meinen Klienten ein bis zwei Übungen pro Tag.

Meine persönlichen Erkenntnisse

Kämpfe für dich! Nicht gegen dich!

Um optimal in den Fokus zu kommen und auch drin zu bleiben, gibt es leider nicht »die« Übung oder Handlung. Ein Fokus setzt sich aus verschiedenen Elementen zusammen und kann durch verschiedene Maßnahmen erreicht werden. Das Tolle daran ist, dass man sehr genau spürt, wenn man drin ist. Manche Menschen sagen *geerdet* dazu oder: *Ich bin in meiner Kraft*.

Je nachdem, wo Sie selbst gerade stehen, brauchen Sie vielleicht mehr körperliche oder seelische Maßnahmen, um optimal in den Fokus zu kommen. Wenn Sie sich auf den Weg begeben, werden Sie auch schnell merken, dass sich diese Maßnahmen gegenseitig bedingen. Dann fehlt eigentlich nur noch eine Prise Geduld. Denn der Fokus wächst nicht über Nacht. Wie so oft gilt auch hier: *Übung macht den Meister.* Mit einem Zusatz: *Übung der richtigen und essenziellen Dinge.* Sonst wird man vielleicht nur durchschnittlich – und das genügt vielen meiner Klienten nicht, die mehr wollen, nämlich das Optimum. So wie ich auch.

Ich wäre im Kampfsport ohne Fokus nicht so erfolgreich gewesen, und auch nicht, wenn ich meine alten Programme mit mir herumgeschleppt hätte. Dann hätte ich im Wettkampf nicht gegen Gegner gekämpft, sondern gegen mich selbst. Doch diesen Kampf sollte man gewonnen haben, bevor ein Wettkampf beginnt. Und es kann auch sein, dass man diesen entscheidenden Kampf gegen, nein, *für* sich selbst immer wieder und wieder einmal führen muss. Stets die Sache, um die es geht, in den Fokus stellen. Und dann abrufen, was man trainiert hat. Bei mir waren es Kraft und Schnelligkeit, bei meinen Klienten aus dem Management sind es Überzeugungskraft und Rhetorik. Oder bei einer

Sängerin vor einem Auftritt Nervenstärke und Stimmvolumen. Wenn wir fokussiert sind, sind wir nicht abzulenken. Egal, ob jemand im Publikum hustet oder hinausgeht, ob jemand in der Konferenz das Gesicht verzieht, ob ein Regal umfällt oder das Handy vibriert. Wir haben Zugriff auf unser volles Potenzial und verlieren den Faden nicht.

Wenn wir fokussiert sind, dann sind wir voll konzentriert auf eine Sache. Die Konzentration ermöglicht den Fokus; wenn es an der Konzentration mangelt, kann auch kein Fokus aufgebaut werden. Und wenn ich fokussiert bin, dann bin ich auch im Flow. Meistens verliere ich das Zeitgefühl – wie meine Kinder am Bach. Ich bin total bei mir, total im Jetzt, alles fließt. Ich denke nicht nach, ich *bin*. Fokussiert im Flow – trotz aller Konzentration ist das ein entspannter Zustand, das Gehirn schwingt in Alpha-Wellen.

Aus der Praxis: Fokus üben

Die gute Nachricht ist: Ja, wir können Fokus üben. Die schlechte ist: Viele Wege führen in den Fokus. Es braucht nicht nur den Körper oder den Geist. Genau genommen ist dieses ganze Buch eine Reise in den Fokus. Dennoch folgt hier eine Übung dazu, die allerdings nur etwas bringt, wenn sie regelmäßig durchgeführt wird. Letztlich möchten wir ja gerade in stressigen Situationen den Fokus behalten. Und das klappt nur, wenn wir es oft trainiert haben. Sonst fallen wir bei der kleinsten Ablenkung oder Störung raus. Aber jetzt erst einmal hinein in die Praxis:

Schließen Sie Ihre Augen und verbinden Sie sich mit sich selbst, mit Ihrem Innersten. Wenn Sie connected sind, atmen Sie zwei Minuten lang bewusst und langsam in den Bauch. Tun Sie nichts anderes, als ein- und auszuatmen. Wenn Sie Ihren Rhythmus gefunden haben, wechseln Sie in die 5er-Atmung:

- 5 Sekunden einatmen
- 5 Sekunden halten
- 5 Sekunden ausatmen
- 5 Sekunden halten

Und wieder von vorne. Achten Sie dabei darauf, dass Schultern, Nacken, Gesicht entspannt bleiben.

Kleine Übung, große Wirkung – versprochen!

Keine Angst vor Kritik

Ich habe bereits erläutert, dass eine Voraussetzung für das Fokussieren darin besteht, sich gut abgrenzen zu können. Dazu braucht es allerdings Mut. Mut, zu sich selbst zu stehen, seine eigenen Interessen zu vertreten, um mit sich selbst online zu sein. Genauso gehört aber auch Kritikfähigkeit dazu. Denn wir wollen ja immer besser werden, unser Potenzial immer besser ausschöpfen. Wenn wir jedoch glauben, dass alles, was wir tun, von Haus aus immer richtig ist, verschenken wir die Chance auf wichtige Impulse von außen und damit auf die Installation von neuen Programmen, die uns nützen. Vielleicht haben wir noch gar nicht gewusst, dass sie auf dem Markt sind. Jemand erzählt uns davon. Wie nett!

Wir leben nicht, um zu glauben,
sondern um zu lernen.

DALAI LAMA

Es wäre vermessen, zu glauben, dass jeder Mensch alles aus sich selbst heraus schöpfen kann. Wir sind soziale Wesen. Wir lernen von anderen, Copy & Paste, nicht nur als Kinder. Und wenn Menschen, die wir schätzen, uns Anregungen geben, sollten wir sie dankbar annehmen, statt uns gekränkt zu fühlen. Ich erlebe es oft, dass der Umgang mit Kritik vielen Menschen schwerfällt. Wer also das Programm der Kritikfähigkeit noch nicht hochgeladen hat, sollte das spätestens beim nächsten Reset tun!

Wenn wir die Angst vor Kritik einmal genauer betrachten, sehen wir, dass sie uns nur erwischt, wenn wir keinen guten Stand haben. Wenn unsere Position wacklig ist. Wenn wir nicht fokussiert sind. Denn: Was soll uns geschehen können, wenn wir sicher stehen und geschmeidig auf alle Inspirationen reagieren? Gewiss, Kritik kann als Angriff verstanden werden. Es gibt ja konstruktive und destruktive Kritik. Wobei viele Menschen jede Art von Kritik als destruktiv empfinden, und das ist nicht konstruktiv!

Für mich ist ein Angriff jedenfalls etwas ganz anderes. Und davor habe ich auch keine Angst, ich nehme das sportlich als Chance, besser zu werden. Auch das habe ich im Karate gelernt. Ich wäre nicht weit gekommen, wenn ich Kritik abgeblockt hätte. Nur durch die Kritik meines Meisters konnte ich immer besser werden. Diese Kritik war in großen Respekt voreinander gebettet.

Meine persönlichen Erkenntnisse

Kampf und Kunst: Karate

Es gibt verschiedene Formen von Karate. Im Training wird vor allem Gleichgewicht, Geschwindigkeit, Kraft, Ausdauer, Beweglichkeit geübt. Das Ziel in weiter Ferne ist es, im Wettkampf zu gewinnen. Dabei wird der Gegner jedoch nie als Feind gesehen, und man tritt auch nicht gegeneinander an, um Aggressionen abzubauen. Im Gegenteil: Mein Gegner ist jemand, den ich hoch schätze. Er hat es an diese Stelle geschafft, so wie ich. Wir werden uns in einem fairen Wettkampf messen, der uns beide weiterbringen kann, und ich habe die allergrößte Achtung vor ihm. Sollte er gewinnen, hat er mir gezeigt, dass ich noch besser werden kann. Sollte ich gewinnen, weiß ich, dass es beim nächsten Mal anders ausgehen kann.

Sie merken schon, woher die Kunst beim Kampfsport kommt. Ja, es ist eine Kunst. Nicht nur wegen der durchdachten Technik, der komplexen Form der Bewegung, sondern auch durch die Mentalkraft, die dahinter steht. Ohne trainierten Geist kann man keinen Wettkampf gewinnen. Hektisch auch nicht. Es braucht Ruhe, Gelassenheit, Entspannung und Anspannung gleichzeitig und: Fokussieren, Fokussieren, Fokussieren. Gürtel für Gürtel arbeitet man sich hoch, und unterwegs gibt es viel Kritik vom Sensei, dem Meister.

In unserem heutigen Sprachgebrauch bezeichnen wir als Gegner jemanden, den wir schlimmstenfalls aus dem Weg räumen wollen. Wir können ihn nicht ausstehen, er stört uns. Leider sind die Gründe dafür immer geringfügiger geworden. Heute empfinden es viele Menschen schon als Angriff, wenn jemand anderer Meinung ist als sie selbst. Das könnte im Karate nie passieren, da darf jeder anderer Meinung sein, denn bevor wir überhaupt beginnen, meditieren wir zusammen. Das heißt, wir schaffen eine verbindende Basis, von der aus wir dann agieren. Ich denke mir manchmal, wie es wohl wäre, wenn Politiker vor ihren Versammlungen gemeinsam meditieren würden, ob in der UNO-Vollversammlung, bei der Weltsicherheitskonferenz, dem G7-Gipfel oder bei Handelsabkommen, was auch immer. Ich bin überzeugt, dass die Beschlüsse dann anders aussehen würden.

Viele Menschen beklagen das respektlose Miteinander in der sogenannten Ellbogengesellschaft. *Jeder ist sich selbst der Nächste* funktioniert allerdings nicht langfristig. Wir sind aufeinander angewiesen. Nur im Miteinander sind wir wirklich stark. Und das gilt auch, wenn wir gegeneinander antreten. Denn wenn wir uns dabei respektieren und auf Augenhöhe begegnen, wachsen beide. Und geht es nicht letztlich darum? Sich zu entwickeln und als Persönlichkeit immer weiter zu wachsen?

Um das volle Potenzial ausschöpfen zu können? Um den optimalen Reset durchzuführen mit den in diesem Moment aktuellen Programmen in der bestmöglichen Version?

Vieles von diesem Gedankengut ist in der asiatischen Kultur beheimatet. Deshalb fühle ich mich dort auch ein Stück weit zu Hause. Ich beschäftige mich gern mit dem Buddhismus als Weisheitslehre. Dort verneigt man sich voreinander, wie auch beim Karate. Das bedeutet, dass man sich akzeptiert und respektiert. Das Verhältnis zueinander ist herzlich, liebevoll und von gegenseitiger Achtung geprägt.

Eines Tages war ich dann selbst ein Meister und durfte andere in die hohe Kunst dieses Sports einführen. Jede Einheit beginnt, wie gesagt, mit einer Meditation. Wir bereiten uns auf das folgende Training vor. Wir versenken uns tief in uns selbst und verbinden uns mit allem; Körper und Geist sind dann eine Einheit. Auch mit einem gewissen Bewusstsein von *Wir sind ein Teil von etwas Größerem.* Und wenn wir dann auf die Matte gehen, praktizieren wir und verbessern uns ständig für uns selbst, aber auch miteinander, auf eine spielerische Art und Weise – niemals verbissen oder gar verärgert. Aber immer auch an unsere Grenzen gehend und meistens sogar darüber hinaus. Die Komfortzone hat keine Nische im Karate, und gerade deshalb, so glaube ich, kann man auch eine so unglaublich große Entwicklung im Karate machen. Genau dieses Training und die Disziplin sind es, die einen Schüler, eine Schülerin auch im Leben optimal vorbereiten auf alles, was kommen mag, egal, wie schwierig es sein wird. Und es wird schwierig werden, auf jeden Fall, das wissen wir ja.

Mein Gegner ist jemand, der mich weiterbringen kann. Mit seiner Hilfe kann ich besser werden. Deshalb ist er niemals mein Feind. Diesen Gedanken aus dem traditionellen Karate habe ich in meinen Alltag verpflanzt. Wann immer ich merke, dass mich etwas pikst, dass ich empfindlich auf Kritik reagiere, erinnere ich mich daran. Immer vorausgesetzt natürlich, dass die Kritik konstruktiv ist. Wenn jemand sagen würde: »Alles, was du machst, ist blöd«, dann wäre es Zeitverschwendung, sich mit einer so verallgemeinernden, destruktiven Aussage zu beschäftigen.

Bei einer konstruktiven Kritik stoßen wir nicht selten trotz bester Absichten auf Widerstand. Sowohl wenn wir sie geben, als auch, wenn wir sie erhalten. Wir hören Ablehnung, wo keine ist, sondern ein wohlgesinnter Impuls. Ablehnung ist aber erst mal kein schönes Gefühl. Also beginnen wir oft geradezu automatisch, um uns zu schlagen. Wir rechtfertigen uns, wir wollen den Widerstand beseitigen, wir wollen gut dastehen und befassen uns lediglich mit der Abwehr der Kritik statt mit ihrem Inhalt. Das ist kein kluges Vorgehen, denn am Widerstand wachsen wir. Deshalb sollten wir jedem dankbar sein, der uns Paroli bietet. Im Karate ist das auch körperlich unausweichlich. Jemand fordert mich heraus. Ich muss mich mehr anstrengen. Ich muss meine Komfortzone verlassen. Und genau dort, außerhalb meiner Komfortzone, beginnt der Bereich, in dem ich lernen kann. Danke, Trainingspartner*in!

Und auch danke dafür, dass ich manches einstecken muss. Das schult mich darin, meinen sicheren Stand zu bewahren. Mich haut so schnell nichts um, weil ich oft trainiert habe, stehen zu bleiben. Die Dinge nicht hart an mir abprallen zu lassen, sondern sie durch mich hindurchgehen zu lassen, geschmeidig und in Balance. Diese Strategie hilft einem auch ungemein im Job, im Alltag und auch bei Krankheiten.

Selbstverteidigung

Erfunden wurde das Karate allerdings nicht, um die Persönlichkeit zu entwickeln. Es ist eine Selbstverteidigungstechnik der armen Bauern auf den Feldern, die lernen mussten, sich gegen Räuber zu verteidigen. Sie hatten keine Waffen, also mussten sie eine Methode entwickeln, mit der sie trotzdem siegen konnten. Die Bewegungen, die man heute lernt, basieren noch immer auf dieser Technik, wenngleich wir in der Regel nicht mehr ständig Gefahr laufen, von Räubern überfallen zu werden. Doch es ist ein gutes Gefühl, sich verteidigen zu können, wenn man angegriffen würde. Kurioserweise kommt es bei den meisten, die Karate praktizieren, nie dazu. Denn jemand, der sich selbst verteidigen kann, hat eine starke Ausstrahlung, und potenzielle Angreifer riechen das geradezu, dass sie wie in einem Bannkreis laufen. Meine beiden Situationen, in denen ich »handgreiflich« wurde, wurden von Betrunkenen initiiert, die so benebelt waren, dass sie nicht erkannten, dass ich kein leichtes Opfer war ...

Heute betreiben viele Menschen Kampfsport auch einfach für die Fitness. Er vereint so viele Aspekte, dass er ein hervorragendes Körpertraining ist. Denn es wird eben nicht nur Kraft oder Ausdauer trainiert, sondern auch Geschmeidigkeit und Schnelligkeit. Immer mehr Schüler*innen fühlen sich zudem von den mentalen Aspekten der Kampfkunst angezogen. Vermutlich deshalb erfreuen sich auch Qi Gong und Tai Chi großer Beliebtheit. Beide Schulen sind aus der Kampfkunst entstanden. Die Bewegungen werden jedoch mit maximaler Achtsamkeit ausgeführt. So werden Körper, Geist und Seele ideal verbunden. Und auch wenn das Training babyleicht aussieht – wer es einmal versucht hat, wird schnell merken, wie anspruchsvoll es ist ... und wie es die Mentalkräfte stärkt. Denn wer sich achtsam durchs Leben bewegt, ist auch achtsam mit sich selbst, und dazu gehört es, Nein zu sagen ohne schlechtes, sondern mit einem sehr guten Gewissen!

Goju Ryu

Die Haltung »weich und gleichzeitig hart wie ein Bambus« ist eine sinnbildliche Beschreibung für eine innere Einstellung, die in dem von mir trainierten Karatestil verwendet wird. Goju bedeutet hart-weich. Und das spiegelt sich auch in den Bewegungen der Kämpfer wider. Weich und fließend abwehren, aber hart und schnell zuschlagen.

Der Bambus ist ein Symbol für Flexibilität, Widerstandsfähigkeit und Stärke. Ein Bambus kann sich im Wind biegen, ohne zu brechen. Diese Eigenschaften werden auf die menschliche Haltung übertragen, um eine Art Gleichgewicht zwischen Flexibilität und Festigkeit zu schaffen.

Aus mentaler Sicht bedeutet das Weichheit, weil man offen und empfänglich für Veränderungen und Anpassungen bleibt. Man ist bereit, sich den Umständen anzupassen und auf andere einzugehen. Gleichzeitig bedeutet Hartnäckigkeit, dass man eine klare Vision oder Zielsetzung hat und nicht davon abweicht, auch wenn es schwierig wird. Man hat eine starke innere Überzeugung und Durchhaltevermögen. So kann man sich an die Gegebenheiten anpassen, ohne dabei die eigene Identität oder die eigenen Ziele aus den Augen zu verlieren. Flexibel und standhaft überall und zu jeder Zeit. Auf der Matte und mitten im Leben, auch wenn es mal sehr anstrengend oder komplett crazy ist.

Fließen

Sicher kennen Sie die Redewendung, dass etwas in Fluss kommen soll, oft auch das Leben. Man sagt das, wenn die Dinge nicht so laufen, wie man das gerne hätte. Was aber ist das eigentlich genau, dieses Fließen? Kurioserweise ist es einfacher zu beschreiben, wenn der Fluss stockt. Dann ist etwas festgehalten, unsere Energien sind blockiert. Wer steckt wohl dahinter?

Zum Glück wir selbst. Das bedeutet, wir haben es in der Hand, wieder ins Fließen zu kommen. Leicht gesagt und schwer getan. Denn um aus dem Festgefahrenen ins Fließen zu kommen, müssen wir Gewohnheiten loslassen, liebe Gewohnheiten, wie es so schön heißt. Dazu gehört es manchmal sogar, nicht mehr an Menschen festzuhalten, die uns nicht guttun. Und natürlich an alten Programmen, auf die wir beim nächsten Reset besser verzichten sollten.

Wir müssen also raus aus unserer Komfortzone, in der wir uns ans Sofa klammern. Das Sofa sollte zu einem Floß werden, zu einem fliegenden Teppich, was auch immer, Hauptsache: in Fluss kommen. Und irgendwann wagen wir uns weit vor an die Grenze unserer Komfortzone, stellen uns an den Rand und springen in den Fluss im Vertrauen darauf, dass das Wasser des Lebens uns trägt.

Der Wandel ist das einzig Beständige.

HERAKLIT VON EPHESOS

Fließen bedeutet, dass wir jederzeit alles verändern können. Je besser es uns gelingt, uns geschmeidig und spontan an die jeweiligen Gegebenheiten anzupassen, desto weniger stockt es irgendwo. Gelegentlich klagen meine Klienten über Umstände: *Wenn ich nicht neben der Baustelle wohnen würde ... Wenn ich aus einem anderen Elternhaus stammen würde ... Wenn meine Freundin mich nicht verlassen hätte.* Nun, das hat sie aber getan, und die Eltern haben vermutlich trotzdem ihr Bestes gegeben, und die Baustelle wird eine Weile bleiben. Sich darüber aufzuregen bringt nichts. Und wenn man im Fluss ist, kann man sozusagen mitwellen, mitschwingen.

Wie meine Klientin, die zuerst glaubte, bei dem Baulärm verrückt zu werden, und sich dann vorstellte, wie das Haus gegenüber genauso wuchs wie ihre Doktorarbeit. Von dem Moment an hörte sie den Lärm nicht mehr, und wenn doch, dann war er ein Symbol für ihren eigenen Fortschritt. Es ist einfacher, als viele Leute befürchten, ein Reframing zu kreieren, also einen neuen Rahmen um eine Situation zu legen, die uns nutzt statt hindert. Und dann mit dem neuen Rahmen heiter in die Fluten und mal sehen, wo die Reise hingeht.

Gar nichts bringt es auch, sich über andere Menschen aufzuregen: Mein Chef ist ... Meine Frau bringt mich auf die Palme ... Mein Sohn begreift einfach nicht, dass ...

Ist es nicht kurios, dass man manchmal jahrelang solche Sätze sagen kann? Wann immer Sie Ihre Meinung anderen aufdrängen wollen – genau das ist es nämlich, denn die wollen ja nichts ändern, sonst hätten sie es getan –, werden Sie scheitern. Sie können manche Dinge vielleicht mit Autorität oder Taktik durchdrücken, doch letztlich tun Sie sich und anderen eher einen Gefallen, wenn Sie in Fluss bleiben. Nicht anhalten, um andere zu bekehren. Schwimmen Sie weiter oder lassen Sie sich treiben, aber halten Sie nicht an, um sich abzuarbeiten. Denn wenn man eine Weile am Ufer stand, kann es passieren, dass man sich das Getragensein im Fluss gar nicht mehr vorstellen kann. Dass man Ängste entwickelt. Und noch mehr festhält – und sehr viel versäumt. Im Coaching nennen wir es »im hohen Gang blockiert«, wenn jemand nicht aus seinen Gedankenkreisen herauskommt und nicht loslassen kann. Fließenlassen ist eng verwandt mit Loslassen!

Dysbalancen

Blockaden und Stagnation zu lösen ist ein wichtiges Aufgabenfeld in der Traditionellen Chinesischen Medizin: den Körper, der als Ganzes verstanden wird, in Fluss bringen. Denn wenn dieser Fluss gestört ist, blockieren Organsysteme. Das spürt der in TCM ausgebildete Therapeut an den Meridianen. Wir alle sind von Energiebahnen durchströmt, die an verschiedenen Meridianen zu tasten sind. Angenommen, jemand hat Nackenschmerzen. Dann löse ich diese Blockade entlang des Gallenblasen-Meridians. Er endet am Fuß beim kleinen Zeh.

Wenn du den Berg besteigen willst,
beginne am Fuß.
ZEN-SPRICHWORT

Angenommen, jemand hat stetig wiederkehrende Rückenschmerzen, manchmal mehr, manchmal weniger, aber sie verschwinden nie ganz. Dann ist das ein Anzeichen dafür, dass diese Rückenschmerzen ein Symptom sind und nicht die Ursache selbst. Also vorausgesetzt, sie rühren nicht von einem Unfall, einer Verletzung her. Sicher kann man argumentieren, dass man viel sitzend am Computer arbeitet, und dieses viele Sitzen führt bei vielen Menschen zu Rückenproblemen, Kopfschmerzen oder Schmerzen an den Oberschenkel-Außenseiten. Doch im Normalfall ist unser Körper durchaus in der Lage, solche Dysbalancen aufzulösen.

Oft verursachen Rückenschmerzen auch Kopfschmerzen. Doch selbst wenn man herausfindet, dass die Kopfschmerzen vom Rücken kommen, ist man nicht an der

Wurzel des Problems. Sonst könnte man es zum Beispiel mit Massagen auflösen. Die Traditionelle Chinesische Medizin betrachtet den Körper als Energiesystem: Alles ist miteinander verbunden. Der Gallenblasen-Meridian steht für Spannung und Entspannung im gesamten Körper, sowohl physisch als auch mental. Er beginnt am Kopf und endet am Fuß, auf beiden Körperseiten. Und diese Energiebahn ist häufig stark blockiert, was die Schmerzen verursachen kann. Die Blockade kann oft auch an den sogenannten Fernpunkten gelöst werden, also an den Beinen und am Fuß. Hier beginnend wird der gesamte Meridian behandelt, um die Energie wieder ins Fließen zu bringen und die Rückenschmerzen zu lindern, eventuell sogar zum Verschwinden zu bringen – zumindest für den Moment.

Bei Rückenschmerzen ist es aus meiner Sicht zudem empfehlenswert, den Blasen-Meridian zu lösen. Er beginnt ebenfalls oben am Kopf und endet an der Fußsohle und wird auch als Erdungspunkt bezeichnet. Der Körper lernt bei dieser Methode auch, wie er seine Heilungskräfte aktivieren kann. Und die Seele schwingt mit, alles wird weicher, und der eine oder andere Saboteur aus dem Keller wagt sich ans Licht, wird integriert mit dem Resultat: weniger Widerstand, weniger Blockade, alles fließt.

Dysbalancen können sich im ganzen Körper ausbreiten. Zu Beginn sind sie oft recht klein, doch mit der Zeit werden sie umfangreicher. Wie ein Stück Treibgut im Fluss, an dem sich nach und nach andere herumschwimmende Gegenstände verhaken. Das hat letztlich Auswirkungen auf die fünf Organpaare: Leber-Gallenblase, Niere-Blase, Lunge-Dickdarm, Herz-Dünndarm und Magen-Milz. Arbeiten diese Systeme reibungslos, ist alles im Fluss. Spannung und Entspannung wechseln sich ab wie der Atem, ein und aus, wie die Verdauung, essen und ausscheiden, wie der Schlaf-wach-Rhythmus. Das ist die Grundstruktur von Yin und Yang mit den beiden Gegensätzen, die das Ganze bilden. Wenn wir gut fließen, werden auch alle Schadstoffe ideal abtransportiert. Die Systeme arbeiten bestmöglich. Und das spürt man auch. Man fühlt sich fit, manchmal sagt man sogar: »Ich habe einen Lauf.« Ja, es ist der freie Lauf des Wassers. Und das hat nichts mit dem Alter zu tun! Fließen ist in jedem Alter möglich.

Meine persönlichen Erkenntnisse

Die Dosis macht das Gift

Ich erinnere mich an einen jungen Sportler, Tennisprofi, der zu mir kam, weil er plötzlich im Wettkampf seine Leistung nicht mehr abrufen konnte. Im Training lief alles bestens, doch kaum stand ein Turnier an, war er blockiert und spielte seiner eigenen Aussage nach »unterirdisch«. Sein Trainer schickte ihn auf die Kanaren in ein Trainingscamp zu einem Mentaltrainer mit hohem Renommee. Das schien zu fruchten, mein Klient fühlte sich besser, doch als er den nächsten Wettkampf bestritt, hatte er wieder Probleme.

An seiner mentalen Einstellung konnte es also nicht

liegen. Er liebte seinen Sport ja auch über alles. Also, was steckte dahinter? Er brachte mir Befunde seiner Ärzte, und ich führte einen Reality-Check von all seinen Organen durch. Während seine medizinischen Werte top waren, sah ich, sozusagen durch die TCM-Brille, einen Neunzigjährigen vor mir. Seine Herzratenvariabilität zum Beispiel, Ausdruck des vegetativen Nervensystems, war katastrophal. Wie konnte das sein? Zumal mein Klient ja durchaus jung und dynamisch wirkte.

In Wirklichkeit war er komplett übertrainiert. Und das hatte offensichtlich niemand gemerkt. Im Wunsch, ihm zu helfen, hatte man immer mehr Training verordnet. Das Problem war, dass sein System in Stresssituationen blockierte. Und ein Wettkampf bedeutet immer Stress.

Konkret betraf dies bei ihm den Gallenblasen-Meridian mit der Niere, die in der chinesischen Medizin für Kraft und Energie steht. Für mich war es sonnenklar, dass mein Klient seine Leistung nicht abrufen konnte, wenn er Stress hatte, weil sein Energiefluss gestört war. Aus diesem Grund hatten ihm die Mentaltrainer seines Vereins auch nicht helfen können. Es handelte sich nicht um ein Kopfproblem, seine Software war völlig in Ordnung. Mit der Verkabelung stimmte etwas nicht.

Ich stellte ein Programm für ihn zusammen, das sein ganzes System regenerieren sollte. Und dann wurde es spannend, denn es gab drei Möglichkeiten. Entweder es passierte nichts. Oder es gab eine Verbesserung. Oder eine Verschlechterung. Letzteres nennt man Erstverschlimmerung. Auch wenn sie nach einer Weile in die Verbesserung führt, ist es natürlich schwierig, wenn man einen Klienten behandelt und sich seine Symptome verschlechtern. Aber es ist dennoch ein Erfolg, denn es zeigt, dass der Körper reagiert, wenn auch noch nicht im gewünschten

Maß bzw. in der gewünschten Richtung. In einem solchen Fall sind ein wenig Geduld und Durchhaltewillen gefragt. Den hatte der Tennisprofi, und schließlich konnte er auch in Wettkämpfen seine Leistung wieder abrufen. Mehr noch, er schrieb mir eine SMS: »Habe noch nie so gut gespielt wie jetzt.«

Was hatten wir konkret gemacht?

Wir hatten seinem Körper gezeigt, wie er optimal in den Fluss kommt, wie er loslassen konnte. In der Folge arbeiteten sein Immunsystem und sein vegetatives Nervensystem besser, um nicht zu sagen optimal. Der Ausgleich führte zu einem deutlich besseren Körpergefühl und neuem Selbstvertrauen. Vitalität konnte wieder erstrahlen, die wir auch nutzten für ein leuchtendes Zielbild, das wir schließlich in einem Reset in seinem System hochluden. Alles in allem funktionierte die Methode aus Sammeln, Fokussieren und Fließen ... und das wird sie auch bei Ihnen tun. Im Praxisteil, dem wir uns mit großen Schritten nähern, ist es so weit. Dort führen wir gemeinsam den Reset durch.

Wenn der Schüler bereit ist,
erscheint der Lehrer.

JAPANISCHE WEISHEIT

Alle erfolgreichen Menschen, die ich kenne, sind sich darüber im Klaren, dass ihnen Gesundheit nicht lebenslang in den Schoß fällt. Sobald sie etwas für ihre Gesundheit tun, erhöhen sie ihre Lebensqualität. Denn wenn man krank ist, nutzt einem weder Geld noch Zeit. Das Leben macht dann zumindest weniger Spaß.

Buddhistisch betrachtet ist der Körper lediglich unser Fahrzeug, und die Seele belebt dieses Fahrzeug. Ohne

Frage kann man auch mit starken gesundheitlichen Einschränkungen ein zufriedenes, sogar glückliches Leben führen. Oft ist es so, dass Menschen, die es nicht so leicht haben, mehr Talent zum Glück zeigen als diejenigen, die alles haben. Sie können häufig Kleinigkeiten schätzen, zu denen es auch gehört, dass sie frei atmen oder ihre Sinne funktionieren. Wir nehmen so viel als selbstverständlich. Und das ist eigentlich ungesund. Dankbarkeit für das Gute, das wäre eine empfehlenswerte Einstellung, die nichts kostet und unendlich viel schenkt.

Meine persönlichen Erkenntnisse

____

____

____

Die Kraft der Gedanken

Wenn wir von Bewegung sprechen, gehört dazu nicht nur der Sport im Fitnessstudio oder das Joggen. Bewegung ist alles. Auch unser Atem, der den ganzen Körper in Schwingung versetzt. Unsere Gedanken, die uns zur Bewegung motivieren. Ja, es ist sogar so, dass im Gehirn dieselben Zentren aktiv sind, wenn wir uns eine Bewegung lediglich denken, wie bei der mit dem Körper ausgeführten Bewegung. Auch das Mitfühlen und Mitleiden, emotionale Empathie, beruht auf der Funktion von Spiegelneuronen, einer besonderen Gruppe von Gehirnzellen im Stirnlappenbereich. Ihre Aktivität lässt uns die Empfindungen anderer mitfühlen und löst bei uns ähnliche Reaktionen aus, als wenn wir am eigenen Leib betroffen wären.

Spiegelneuronen sind genauso bei der Ausführung von Bewegungen aktiv. Wenn wir uns eine Bewegung vorstellen, sie also nicht tun, sie uns nur vorstellen, aktivieren wir dieselben Gehirnregionen wie bei der tatsächlichen Bewegung. Mit dieser in vielen Studien bewiesenen Tatsache kann man unglaublich gut arbeiten und sehr viel erreichen – auch in der Rehabilitation. Wenn eine Bewegung physisch noch nicht ausgeführt werden kann, kann das Gehirn durch Vorstellung der Bewegung darauf vorbereitet werden, diese Bewegung später erfolgreich auszuführen. Das gilt auch, wenn man etwas Besonderes lernen möchte – vielleicht einen Kopfstand. Erster Schritt: Stell dir vor, wie du im Kopfstand stehst. Übe das eine Weile, und dann geh (zweiter Schritt) in die körperliche Praxis. Für dein Gehirn ist der Kopfstand dann schon ein alter Bekannter ...

Ich finde Spiegelneuronen absolut faszinierend. Sie eröffnen ganz neue Perspektiven, denn wir können mit ihrer Hilfe unsere motorischen Fähigkeiten und unsere mentale Stärke durch mentales Training verbessern! Indem wir uns Bewegungen vorstellen und unser Gehirn darauf vorbereiten, diese Bewegungen auszuführen, steigern wir unsere Leistungsfähigkeit und erreichen schneller Fortschritte. Und das gilt nicht nur für Bewegungen, sondern, wie wir gesehen haben, auch für unsere Werte und unser Zielbild. Deshalb sind Affirmationen auch so unglaublich wirkungsvoll.

Also, warum nicht selbst davon profitieren und das mentale Training in dein Training oder deinen Alltag integrieren? Es macht dann eben den Unterschied zwischen gut und großartig!

Ein beweglicher Geist schafft einen beweglichen Körper. Und ein beweglicher Körper bewegt den Geist. Das habe ich seinerzeit selbst erfahren, als ich mich kaum mehr bewegen konnte. Ich musste meinen Geist in eine andere Richtung bewegen, um meinen Körper wieder bewegen zu können. Und je nachdem, wohin wir mit unserem Körper gehen, ist auch unser Geist so oder anders gestimmt.

Aus der Praxis: Mentalkraft trainieren

Ferien! Da wechsle ich gleich mal ins Du, ich hoffe, das ist okay für ... dich.
Wann bist du das letzte Mal weggeflogen oder -gefahren an einen richtig schönen Ort? Wo ist dein *happy place?* Wenn dir mehrere einfallen, schließe deine Augen, atme einige Male bewusst tief ein und aus und entscheide dich dann. Denk nicht zu lange drüber nach, folge deinen Impulsen und lass dich innerlich nieder an diesem wunderschönen Ort.
Beschreibe dir selbst, was du siehst an diesem paradiesischen Ort. Wie sieht die Umgebung genau aus, und welche Farben nimmst du wahr? Was riechst du? Wie schmeckt die Luft? Scheint die Sonne? Spürst du eine sanfte Brise auf deiner Haut? Welche Geräusche dringen an dein Ohr? Sind es Melodien der Natur? Lass all das in dein Bild von diesem wundervollen Ort einfließen und male in deinem Geist, in deiner Vorstellung ein Bild von deinem *happy place.* Gibt es eine Überschrift für deinen Traumort? So etwas wie *Ruhe, Kraft, Freude, Liebe, Gelassenheit, Freiheit?* Es dürfen gern mehrere sein, such dir einige aus, wie wir es bei der Übung zu den Werten schon einmal gemacht haben. Lass deine Augen geschlossen und spüre deine Überschriften zu deinem Bild.

Wenn das Visualisieren nicht auf Anhieb klappt
Manchen Menschen fällt Visualisieren sehr leicht, andere haben Schwierigkeiten damit. Doch das heißt nicht, dass es nie funktionieren wird. Wie so oft macht Übung den Meister. Setz dich aber nicht unter Druck, sondern versuche es spielerisch. Meinen Klienten empfehle ich dazu folgende Vorübung:
Stell dir bitte bei geschlossenen Augen deine Wohnung vor. Wie sieht die Eingangstür aus, wie klingt der Schlüssel im Schloss, wie betrittst du den Flur, wie riecht es in deiner Wohnung? Wie fühlen sich die Füße auf dem Boden, vielleicht Teppich an? Geh durch deine Wohnung. Was nimmst du wahr? Wie sieht der Flur aus und das Wohnzimmer? Beschreibe deine Wohnung, Zimmer für Zimmer, und werde dabei immer visueller. Denn es gibt nicht wenige Menschen, denen es leichter fällt, über Gefühlseindrücke etwas zu erinnern oder auch über Geräusche. Wenn du jedoch visualisieren kannst, ist das eine Abkürzung – und es lohnt sich, das zu üben, denn Visualisieren kann man immer gut brauchen, nicht nur als Architekt*in. Und schließlich: Sind wir nicht alle irgendwie Architekt*innen unseres Lebens?

Baue dann in deiner Vorstellung einen Rahmen um dein leuchtendes und kraftvolles Bild, betrachte es weiterhin und erfreue dich an dieser Schönheit, die dir so gute Gefühle schenkt. Dann hebst du deine Arme, greifst in dein Bild hinein und ziehst all die schönen, guten, leuchtenden, wunderbaren Gefühle aus dem Bild in dich hinein. Streiche und klopfe die Gefühle in dich hinein wie eine Bodylotion nach dem Duschen. Atme langsam und bewusst und genieße! Zieh alles, was du brauchst, aus den Ecken des Bildes in dich hinein. Denk nicht darüber nach, tu es genüsslich und

mit einem Beginner's Mind. Und spüre, wie grundgut sich das anfühlt.
Vielleicht erinnerst du dich später am Tag an diesen mentalen Wohlfühlmoment und lächelst. Und wenn du dich das nächste Mal mit einer echten Bodylotion eincremst, fällt es dir vielleicht wieder ein, dass es da noch eine andere Art von Pflege gibt, eine mentale ... und wieder gönnst du dir diesen besonderen Liebesdienst, der dich an deinen *happy place* versetzt und dich mit all den herrlichen Gefühlen gut versorgt, die dich entspannen und zum Leuchten bringen. Und das alles ist Energie.

Fließen zum Strom

Unser Körper ist ein faszinierendes Wunderwerk der Natur und erzeugt enorme Mengen an Energie. Circa dreißig Billionen Zellen befinden sich in einem menschlichen Körper. Jede dieser Zellen hat eine elektromagnetische Spannung von circa 0,7 Volt. Wenn Sie das zusammenrechnen, kommen Sie auf 3,5 Millionen Volt, die in Ihnen strömen, das hat der Zellbiologe Dr. Bruce Lipton errechnet. Nutzen wir diese enorme Energie? Zum Beispiel, um unsere Lebensqualität zu erhöhen, unseren Schlaf und die Bewegungsfähigkeit zu verbessern, unsere Gesundheit zu optimieren? Den Brennstoff dazu tragen wir in unseren Zellen. Aber wir spüren ihn oft gar nicht.

Überhaupt spüren Menschen im Allgemeinen nur selten, dass sie von so viel Strom durchflutet sind. Außer man ist verliebt oder etwas Tolles ist geschehen – oder man hat Angst. Das alles sind starke Gefühle, und tatsächlich verbinden wir Energie in der Regel mit etwas Ausdrucksstarkem. Doch sie kann auch ganz zart zum Fließen kommen, zum Beispiel mit Tai Chi oder Qi Gong.

Beide Bewegungsformen verbessern das Fließen im Leib und regenerieren das Immunsystem. Damit einher geht eine große innere Kraft, wie wir sie an den Shaolin-Mönchen bewundern. Ihre Kraft ist so stark, dass sie sogar den elektromagnetischen Fluss beeinträchtigen kann. Doch auch wir »Normalsterblichen« können mit etwas Übung und der richtigen Anleitung sehr schnell lernen, die eigene Energie zu steuern und zu beeinflussen – sie fließen zu lassen. Das erlebe ich immer wieder, wenn ich Seminare mit Führungskräften oder den Studierenden der HSG, Universität St. Gallen, gebe und zwanzig bis dreißig Minuten Qi Gong anleite. So wenig Zeit – und so viel Wirkung! Auf einmal sind langjährige Rückenschmerzen komplett weg oder Verspannungen im Nacken gelöst. Die meisten Teilnehmer*innen fühlen sich entspannt wie lange nicht mehr. Für mich persönlich ist Qi Gong eine der wirkungsvollsten Methoden, um den Körper und sämtliche Energien fließen zu lassen und somit das Loslassen optimal zu unterstützen und auch rasch zu erreichen.

Unter Loslassen stellen sich die meisten Menschen liegende Entspannung vor, vielleicht auf der Yogamatte und mit bewusstem Atmen. Doch Loslassen ist auch eine Voraussetzung für Schnelligkeit. Eine der wichtigsten Kompetenzen im Kampfsport – oder auch bei Führungskräften oder Eltern – ist es, schnell Entscheidungen treffen zu können. Rasch auf veränderte Umstände zu reagieren. Dafür muss man jedoch Absichten, Gedankenmuster, Vorstellungen loslassen. Nur dann kann man schnell reagieren.

Insofern sehen wir, dass Loslassen nicht unbedingt etwas Langsames ist, sondern auch extrem schnell sein kann. Wir trainieren die Fähigkeit loszulassen, bleiben im

Fluss und beugen Blockaden durch negative Gedanken und Gefühle wie zum Beispiel Angst, Sorgen oder Wut vor – und damit auch Verspannungen im Körper, die diese Gefühle mit sich bringen.

Aus der Praxis: Energiedusche

Stehen Sie hüftbreit, locker, gut aufgerichtet mit leicht gebeugten Knien – am besten barfuß oder in Socken, so können Sie den Boden besser spüren. Schließen Sie Ihre Augen. Lassen Sie Ihren Atem ruhig fließen, versuchen Sie ihn nicht zu forcieren. Einfach langsam und bewusst atmen, ein und aus. Bewegen Sie sich mit Ihrer Aufmerksamkeit zu Ihren Füßen auf dem Boden. Nehmen Sie Kontakt mit Ihren Füßen auf. Atmen Sie entspannt weiter.

Stellen Sie sich vor, Sie wären ein Baum, der seine Wurzeln über die Fußsohlen tief in der Erde verteilt. Sie bleiben entspannt und nehmen wahr, wie sich die Erdung ausbreitet. Das kann eine Weile dauern. Bleiben Sie dabei und genießen Sie die Verbindung, die sich nach und nach aufbaut. Für die meisten Menschen ist das ein sehr schönes Gefühl.

Dann heben Sie langsam seitlich Ihre Arme hoch. Von außen betrachtet könnte es aussehen wie bei einer Marionette, deren Arme an Fäden nach oben gezogen werden. Bringen Sie Ihre Hände über Kopf fast zueinander. Dann lassen Sie die Arme wieder in die Ausgangsposition sinken und beginnen von Neuem mit der Kreisbewegung. Fahren Sie fort mit dieser Energiedusche, acht bis zehn Mal, und genießen Sie es, wie sämtliche Gedanken und Gefühle, die Sie jetzt gerade nicht brauchen, fortgespült werden. Losgelassen. Es fließt.

氣

Qi & Energie

Meine persönlichen Erkenntnisse

Mutprobe Langsamkeit

»Ich muss mich entspannen.« Diesen Satz höre ich öfter von Klienten. Er klingt nach Stress, richtig? Viele Menschen haben es verlernt, sich zu entspannen. Kein Wunder, leben wir doch in einer überaktiven, überreizten Gesellschaft. Zu den Zeichen der Zeit gehört es auch, dass wir verlernt haben, auf unseren Körper zu hören. Im Grunde genommen signalisiert er uns ganz genau, was er braucht. Aber wir wollen es nicht hören, weil es nicht in unser Bild passt, wie wir gerne sein möchten. Nämlich aktiv.

Ich erinnere mich an einen Vorstandsvorsitzenden, der extrem wenig Zeit hatte, aber sein ganzes Leben verändern wollte, weil er dringend etwas für seine Gesundheit tun musste. Er stand unter Druck, denn sein Bruder, der seinen Lebenswandel teilte, hatte einen Herzinfarkt erlitten. Er wollte sich nun gesünder ernähren, Sport treiben, zehn Kilo abnehmen, meditieren lernen und Yoga »oder so was« machen und sich nicht mehr aufregen, sondern total gelassen sein. Während er mir das aufzählte, schaute er einmal auf die Uhr. Während ich sprach, ständig. Also ein ganz typischer »leichter Fall«.

Ich sagte, dass ich ihn nur coachen würde, wenn er mit mir vier Tage in die Berge gehen würde.

»Vier Tage!!«, rief er im Tonfall von: *Sind Sie wahnsinnig?*

Dann dachte er kurz nach, rief seine Assistentin an, schichtete Termine um, und wir vereinbarten vier Tage für seinen Neustart.

Wir trafen uns um sechs Uhr morgens am Fuße eines Berges, und er rannte sofort los mit vorgebeugtem Oberkörper, schaute nicht nach rechts, nicht nach links, lief.

Aha, dachte ich und folgte ihm.

Natürlich war er bald müde.

Ich schlug ihm vor, langsamer zu gehen.

»Ich gehe doch langsam!«

Ich überlegte kurz, dann zeigte ich ihm, wie er lief.

Er schaute es sich an, schüttelte den Kopf, lief dann selbst ein paar Schritte.

»Sie haben recht!«, rief er erstaunt, zögerte. »Das ist nicht gut?«

»Wir können mal etwas anderes probieren«, schlug ich vor.

»Ja, gut. Machen Sie mal!«, forderte er mich auf.

Ich nickte. »Ich gehe voraus, Sie folgen.«

»Gut, gut. Machen Sie.«

Ich ging vor, er blieb eine Minute hinter mir, dann hatte er mich überholt – ohne das zu merken. Das passierte noch einige Male. Dann merkte er es. Fing zu lachen an. Von dem Augenblick schaute er auch gelegentlich mal nach rechts und links, nicht nur mehr auf den Boden vor sich. Und sein Oberkörper richtete sich ein klein wenig auf.

Ich hatte regelrecht Stress, diesen Mann in seine Mitte zu bringen, und musste mich immer wieder fokussieren. Es war gerade so, als würde sein Stress auf mich überspringen. Nun gut, das war vielleicht mein Job in unserem Zusammentreffen. Aber ich hatte nicht damit gerechnet, wie gut mein Programm anschlug. Denn am zweiten Tag konnte er sich nicht mehr bewegen. Er hatte einen Ganzkörpermuskelkater, eher schon einen Ganzkörpermuskelkrampf. Weil er sich so bemüht hatte, langsam zu laufen.

Ich hatte Sorge, er würde das Training abbrechen, doch er blieb bei seinem Wort. »Sie haben vier Tage.« So als ginge es um mich, nicht um ihn. Nun, ich war einfach ein Termin, ein Vier-Tages-Termin, und der wurde jetzt abgearbeitet.

Zum Glück fühlte er sich am dritten Tag energiegeladen, und am vierten war er zufrieden, hatte »eine Ahnung, was Entspannung sein könnte« und teilte mir mit, dass er diese vier Tage nun einmal im Jahr buchen würde. Das war eine wirklich gute Investition in seine Zukunft!

Immer wieder höre ich von Managern, denen ich beispielsweise Qi Gong vorschlage, sinngemäß etwas wie: *Das ist aber ganz schön wenig Action für das viele Geld.*

Sie absolvieren die Übungen gestresst. Sie meinen, sie müssten mehr machen – für maximalen Erfolg. Es dauert eine Weile, bis sie merken, dass der Erfolg gerade in der Achtsamkeit, in der Langsamkeit liegt. Manche haben starke Widerstände und müssen diese erst einmal überwinden. Dann freunden sie sich an damit und wollen sie meistens nicht mehr missen. Weil diese bewussten Bewegungen so viel Farbe und Tiefe in ihr Leben bringen. Sie haben die Magie erfahren, die erstrahlt, wenn der Körper die Regie übernimmt. Wenn sich eine tiefe Entspannung ausbreitet. Das ist etwas anderes, als in der Komfortzone auf dem Sofa zu liegen. Es glüht von innen heraus, man kann es spüren. Jetzt erholt sich der Körper in der Tiefe. Alle Systeme sind im Fluss. Wunderbar!

Ich glaube, dass die Mutprobe heutzutage nicht darin besteht, nach vorne zu stürmen, sondern innezuhalten. Sich mit der Stille zu verbinden. In der fernöstlichen Lebenskunst gilt dies auch als Heilmittel: Der regelmäßige Rückzug. In die Stille gehen. Bilanz machen. Standort bestimmen. *Wo bin ich? Was ist geschehen? Stimmt es noch mit meinen Zielen überein? Wie geht es mir? Was möchte ich? Wer bin ich jetzt und gestern, und wer möchte ich morgen sein?*

Bilder tauchen auf, Wünsche, manches ist nicht leicht auszuhalten. Es ist ein Großreinemachen. Körper, Geist und Seele richten sich neu aus. Und am Ende machen wir mit der besten Version von uns selbst einen Reset.

Gib niemals auf.
Das Glück lächelt manchmal sehr spät.
CHINESISCHE WEISHEIT

DRITTER TEIL

UND JETZT: READY FOR RESET

Nun ist es so weit. Wir sind »ready for reset«. Alles, was wir in den vorhergehenden Kapiteln erarbeitet haben, verbindet sich nun in Ihrem persönlichen Neustart. Kein Quick Fix, sondern fundiert, kraftvoll und mit extrem hohem Veränderungspotenzial. Alles ist möglich. Nicht in der nächsten Sekunde, jedoch in den nächsten sechs bis zwölf Wochen werden Sie unglaublich starke Resultate spüren und erleben. Manchmal geht es auch schneller – viel schneller. Lassen Sie sich überraschen!

Ihr Trainingsprogramm ist unterteilt in zwei Stufen: die Startphase in Woche eins bis sechs und dann die Stabilisierungsphase ab Woche sieben. So arbeiten Sie sich Stufe um Stufe höher. Wie im Kampfsport: zuerst die Grundlagen trainieren, dann weitere Fähigkeiten.

Es ist nun mal so: ohne Training kein Erfolg. Das gilt für alles in unserem Leben. Es gibt keinen Bereich, in dem das nicht gilt. Egal, ob im Geschäft oder privat. Wollen Sie etwas verändern, müssen Sie etwas tun, und zwar das Richtige.

Wie nun sieht das Richtige aus? Das neue Programm, das wir mit den Vorarbeiten in diesem Buch zusammengestellt haben, besteht aus vier Modulen à 15 Minuten. Eine Stunde täglich für Sie, für Ihre Entfaltung, für Ihren Erfolg. Für Ihre Gesundheit, Ihre Lebensfreude, Ihr Glück. Eine Stunde Für-mich-Zeit.

Reset-Programm, bestehend aus 4 Modulen à 15 Minuten in 2 Stufen (Stufe 1 Woche 1 bis 6, Stufe 2 ab Woche 7)

Erstes Modul: Atmung & stille Zeit
Modul 1, Stufe 1 von Woche 1 bis 6
Modul 1, Stufe 2 ab Woche 7

Zweites Modul: Affirmation & Visualisierung
Modul 2, Stufe 1 von Woche 1 bis 6
Modul 2, Stufe 2 ab Woche 7

Drittes Modul: Lernen und weiterentwickeln; Erfolgstagebuch
Modul 3, Stufe 1 von Woche 1 bis 6
Modul 3, Stufe 2 ab Woche 7

Viertes Modul: Körperliche Übungen
Modul 4, Stufe 1 von Woche 1 bis 6
Modul 4, Stufe 2 ab Woche 7

Ich führe Sie Schritt für Schritt durch die Module. Wenn Sie möchten, können Sie unterstützend auf meinem YouTube-Kanal Videos dazu sehen.

Die ersten paar Tage kann es ziemlich Überwindung kosten. Doch nach einiger Zeit wollen Sie nicht mehr darauf verzichten – das höre ich täglich von meinen Klienten und weiß es aus eigener Erfahrung. Ich würde sogar so weit gehen, zu behaupten, dass ich ohne diese Erfahrung niemals so schwungvoll dieses Buch geschrieben hätte. Denn die tägliche Praxis lehrt auch Durchhaltevermögen. Es macht Freude, sich selbst wertzuschätzen und wichtig zu nehmen, nicht immer nur die anderen und alles andere. Und verrückterweise kostet die Praxis keine Zeit, sondern wir gewinnen Zeit, weil der Alltag sich verändert. Das werden Sie bald merken.

Das Kleingedruckte

Bevor wir richtig starten, noch einige grundsätzliche Dinge:

Optimalerweise praktizieren Sie die Module hintereinander an einem Stück. Falls das einmal nicht möglich ist, können Sie auch Modul 1 & 2 zusammen durchführen und Modul 3 & 4 später. Vielleicht klappt es ja trotzdem an einem Tag: 1 & 2 am Morgen und 3 & 4 am Abend. Ideal ist es jedoch, und das empfehle ich unbedingt, alle vier Module morgens zu praktizieren.

Trinken Sie morgens als Erstes ein großes Glas Wasser. Es ist förderlich für alles, was nun folgt, und hebt die nächtliche Dehydration auf. Bitte keinen Kaffee, keinen Tee, nichts anderes. Nur Wasser.

Bereiten Sie den morgendlichen Neustart am Abend vor. An welchem Ort möchten Sie das Training beginnen? Sie brauchen eine Matte für die körperlichen Übungen, einen Wecker oder Ihr Handy für die Stoppuhr, Ihr Erfolgstagebuch oder etwas anderes zum Aufschreiben und einen Stift – es könnte ja sein, dass Ihnen wichtige Dinge einfallen während des Programms. Wenn Sie sie gleich notieren, ist Ihr Geist danach wieder frei. Und Sie benötigen noch Ihre bislang herausgearbeiteten Essenzen, falls Sie nicht in Ihrem Erfolgstagebuch verzeichnet sind. Also die Werte, die Ziele und die Affirmation. Und Ihr Vision Board.

Modul 1, Woche 1 bis 6

Atmung & stille Zeit

Stellen Sie den Wecker auf 5 Minuten. Setzen Sie sich auf einen Stuhl, Ihre Matte oder den Teppich oder was auch immer. Beginnen Sie bewusst zu atmen. Stellen Sie eine Verbindung zu Ihrem inneren WLAN her.

Online?

Dann praktizieren Sie nun die 5er-Bauchatmung.

5er-Atem

Atmen Sie bewusst und langsam tief in den Bauch.

Atmen Sie 5 Sekunden ein.

Halten Sie 5 Sekunden.

Atmen Sie 5 Sekunden aus.

Halten.

Fahren Sie fort: jeweils 5 Sekunden. Ein, halten, aus, halten.

Zählen Sie die Atemzüge bewusst, damit Ihre Gedanken nicht abschweifen.

5 Minuten lang, bis der Wecker klingelt.

Vipassana

Stellen Sie den Wecker jetzt auf 10 Minuten.

Nun beginnt die Zeit der Stille, oder eine Meditation oder ein Rendezvous mit Ihnen selbst, egal, wie Sie es nennen wollen. Sie tun nichts und doch sehr viel. Sie sitzen still und atmen. Ein und aus, in Ihrem Rhythmus. Lassen Sie Ihre Gedanken kommen und gehen, ohne sie zu bewerten.

Noble silence, so nennen wir das im Buddhismus, bringt uns in einen tief entspannten inneren Zustand, die Gehirnwellen schwingen im Theta-Bereich. Dies ist ein idealer Zustand für die folgende Affirmation.

Das Unterbewusstsein ist empfangsbereit, um alle folgenden Informationen aufzunehmen.

Modul 1, ab Woche 7

Atmung & stille Zeit

Stellen Sie den Wecker auf 5 Minuten. Setzen Sie sich auf einen Stuhl, Ihre Matte oder den Teppich oder was auch immer.

Praktizieren Sie die gleiche 5er-Atemübung wie in den Wochen zuvor.

5 Minuten lang, bis der Wecker sich meldet.

Vipassana mit Zählen kombiniert

Stellen Sie den Wecker jetzt auf 10 Minuten.

Nun beginnt die Zeit der Stille. Sie sitzen still und atmen. Ein und aus, in Ihrem Rhythmus. Lassen Sie Ihre Gedanken kommen und gehen, ohne sie zu bewerten.

Dann beginnen Sie bewusst, Ihre Atemzüge zu zählen. Das ist eine hilfreiche Methode am Anfang, wenn einem sehr viele Gedanken

durch den Kopf gehen, um sie auf sanfte Weise auf uns selbst zu lenken. Wir zählen von 50 runter bis 0:
Ausatmen 50, Einatmen 49, Ausatmen 48, Einatmen 47, Ausatmen 46 und so weiter, bis Sie bei 20 sind. Ab hier zählen Sie nur bei jeder Ausatmung. Also Ausatmen 20, Einatmen, Ausatmen 19, Einatmen, Ausatmen 18, bis Sie bei null sind. Sie werden spüren, dass diese Art der Stille in Kombination mit der Achtsamkeit auf der Atmung und dem Zählen unglaublich wirkungsvoll ist.

Modul 2, Woche 1 bis 6

Affirmation & Visualisierung

Wir haben nun schon 15 Minuten Praxis hinter uns und beginnen das zweite Modul mit der Affirmation, laut oder leise gesprochen.

Affirmation

Was will ich sein, tun oder haben in meinem Leben.
Wir schreiben unsere Ziele, Gefühle und Begriffe, die wir vorher ermittelt haben, in diese Affirmation. Die Stoppuhr stellen wir auf 7:30 Minuten. Es geht los.

Ich, Vorname, Nachname, bin stark wie … und weise wie eine …

Und genau das fühlen Sie in diesem Moment.
Wiederholen Sie die Affirmation siebeneinhalb Minuten lang. Tauchen Sie tief ein in diese guten Gefühle. Überlegen Sie nicht, ob das Sinn macht oder nicht. Tun Sie es einfach.

Visualisierung
Nehmen Sie hier Ihre vier Bilder aus der Übung von der Zielbild-Definition und betrachten Sie sie in allen Details intensiv. Schauen Sie die Bilder konzentriert an, spüren Sie hinein, tauchen Sie ganz tief ein für die nächsten siebeneinhalb Minuten. So, dass die Bilder wirklich in Ihrem Innersten ankommen und von dort aus dann hochgeladen werden können.

Modul 2, ab Woche 7

Affirmation

Den Wecker stellen Sie auf 7:30 Minuten.
Starten Sie Ihre Affirmation. Lesen Sie sie sich laut oder leise vor. Atmen Sie wirklich bewusst tief ein und aus bei den einzelnen Abschnitten Ihrer Affirmation. Bewegen Sie gern Hände und Arme, um Ihre Affirmation zu verstärken.

Ich, Vorname, Nachname, bin stark wie … und weise wie eine …

Und genau das fühlen Sie in diesem Moment.
Wiederholen Sie die Affirmation siebeneinhalb Minuten lang, bis der Wecker klingelt. Tauchen Sie tief ein in diese guten Gefühle. Vielleicht haben Sie in den letzten Wochen bereits herausgefunden, welche Wörter stärker auf Sie wirken und welche weniger. Sie können hier ruhig das eine oder andere austauschen. Nicht die gesamte Affirmation, nur vielleicht das eine oder andere Wort, das sich stärker oder besser anfühlt, spannenderweise spürt man das gut.

Visualisierung

Stellen Sie den Wecker noch einmal auf 7:30 Minuten.

Nehmen Sie Ihre vier Bilder aus der Übung von der Zielbild-Definition und schauen Sie diese in allen Details intensiv an. Jedes einzeln. Immer und immer wieder wechseln Sie zwischen den Bildern und bleiben jeweils eine kurze Zeit bei einem Bild. Spüren Sie hinein, fühlen Sie in diese Zielbilder hinein.

Nehmen Sie ein neues Bild dazu. Ein Bild von Ihnen, das Sie in Ihrer besten Version von sich selbst zeigt. Eines, das Sie absolut in Ihrer inneren Kraft stärkt.

Modul 3, Woche 1 bis 6

Lernen und weiterentwickeln; Erfolgstagebuch

Stellen Sie den Wecker auf 15 Minuten. Lesen Sie in dieser Zeit ein Buch oder hören Sie ein Hörbuch, das Sie inspiriert in Ihrem Leben, gerade dort, wo Sie jetzt stehen. Widmen Sie sich der Lektüre mit allen Sinnen, seien Sie wach und aufmerksam und schreiben Sie etwaige Erkenntnisse in Ihr Erfolgstagebuch. Keine Zusammenfassung des Gehörten, sondern was das, was Sie gehört oder gelesen haben, für Sie persönlich bedeutet. Welche Ideen ploppen auf, was geht Ihnen durch den Kopf?

Modul 3, ab Woche 7

Lernen und weiterentwickeln; Erfolgstagebuch

Stellen Sie den Wecker auf 15 Minuten.

Starten Sie wie in den ersten sechs Wochen.

Nun beginnt ein sehr wichtiger Teil. Wiederholen Sie Themen oder

Kapitel, auf die Sie gut ansprechen. Unser Unterbewusstsein braucht Wiederholung, sonst kann es die Themen nicht verdauen oder hochladen.
Schlagen Sie eine neue Seite in Ihrem Erfolgstagebuch auf für *Dankbarkeit*. Machen Sie sich von jetzt an jeden Tag ein paar Notizen dazu, wofür Sie wirklich dankbar sein können in Ihrem Leben. Für welche Umstände, für welche Menschen etc. Und denken Sie auch an die kleinen Dinge im Leben, die wir gern vergessen.

Modul 4, Woche 1 bis 6

Körperliche Übungen

Nun kommt Bewegung in die Praxis, um uns innerlich gleichzeitig stark und entspannt zu halten. Stellen Sie Ihren Wecker dafür auf 15 Minuten.

Legen Sie sich auf Ihre Matte auf den Rücken. Stellen Sie die Beine hüftbreit auf. Dann heben Sie Wirbel für Wirbel Ihr Becken hoch. Es geht nicht darum, schnell oben zu sein, sondern um die konzentrierte Wahrnehmung der Ausführung. Dies ist keine Gymnastik, sondern eine Übung in Achtsamkeit für eine tiefe Verbindung zu unserem Inneren.
Rollen Sie das Becken wieder zurück, sehr langsam, Wirbel für Wirbel. Wiederholen Sie die Übung drei Mal.
Beim vierten Mal bleiben Sie oben und atmen in dieser Haltung bewusst und langsam in den Bauch, und zwar in der 5er-Atmung aus dem ersten Modul:

- 5 Sekunden einatmen
- 5 Sekunden halten
- 5 Sekunden ausatmen
- 5 Sekunden halten

Drei Mal vollziehen Sie die 5er-Atmung. Währenddessen bleibt der Oberkörper total entspannt, Schulter, Nacken, Gesicht, alles ist total entspannt.
Wirbel für Wirbel senken Sie das Becken ab, strecken die Beine aus und spüren nach. Loslassen und atmen, gleichmäßig, langsam und entspannt.

Für die zweite Übung stellen Sie die Beine wieder auf, diesmal stehen die Füße eng beieinander, die Beine liegen aneinander. Strecken Sie Ihre Arme seitlich aus. Nun integrieren wir die Atmung etwas stärker. Atmen Sie langsam und tief in den Brustkorb, füllen Sie Ihre Lungen mit Luft und halten Sie den Atem 20 Sekunden lang an. Beim Ausatmen lassen Sie langsam Ihre Knie auf die rechte Seite sinken. Sehr langsam zählen Sie dabei bis 10. Es kann sein, dass dies nicht von Anfang an gelingt. Bleiben Sie dennoch entspannt und locker.
Wenn die Beine auf dem Boden gelandet sind, bringen Sie sie im Verlauf von 5 Sekunden wieder zurück zur Mitte. Atmen Sie erneut maximal ein und halten Sie den Atem 20 Sekunden lang. Ihr Oberkörper, vor allem der Nacken, ist entspannt. Wenn Sie sich irgendwo verkrampfen, entspannen Sie und drosseln die Intensität der Übung.
Nun das Ganze zur anderen Seite.
Beide Seiten drei Mal wiederholen.
Dann strecken Sie Ihre Beine wieder aus, spüren nach und entspannen.

Nun stehen Sie auf, strecken sich bewusst mit beiden Armen nach oben, bleiben kurz so und lassen dann den gesamten Oberkörper nach vorne sinken. Die Knie sind leicht gebeugt. Bleiben Sie hier und atmen langsam und tief drei Mal ein und aus. Dann rollen Sie sehr langsam und bewusst Wirbel für Wirbel wieder hoch. Dies wiederholen Sie drei Mal.

Modul 4, ab Woche 7

Körperliche Übungen

Drei Übungen aus dem Qi Gong im Stehen: Energiedusche; Kleiner Kreis, großer Kreis; Himmel, Mensch, Erde verbinden

Energiedusche

Stehen Sie hüftbreit, locker, gut aufgerichtet mit leicht gebeugten Knien – am besten barfuß oder in Socken, so können Sie den Boden besser spüren. Schließen Sie Ihre Augen. Lassen Sie Ihren Atem ruhig fließen, versuchen Sie ihn nicht zu forcieren. Einfach langsam und bewusst atmen, ein und aus. Bewegen Sie sich mit Ihrer Aufmerksamkeit zu Ihren Füßen auf dem Boden. Nehmen Sie Kontakt mit Ihren Füßen auf. Atmen Sie entspannt weiter.

Stellen Sie sich vor, Sie wären ein Baum, der seine Wurzeln über die Fußsohlen tief in der Erde verteilt. Sie bleiben entspannt und nehmen wahr, wie sich die Erdung ausbreitet. Das kann eine Weile dauern. Bleiben Sie dabei und genießen Sie die Verbindung, die sich nach und nach aufbaut. Für die meisten Menschen ist das ein sehr schönes Gefühl.

Dann heben Sie langsam seitlich Ihre Arme hoch. Von außen betrachtet könnte es aussehen wie bei einer Marionette, deren Arme an Fäden nach oben gezogen werden. Bringen Sie Ihre Hände über dem Kopf fast zueinander. Dann lassen Sie die Arme wieder in die Ausgangsposition sinken und beginnen von Neuem mit der Kreisbewegung. Fahren Sie fort mit dieser Energiedusche, sechs bis acht Mal, und genießen Sie sie. Bleiben Sie in Ihrer Bewegung so langsam wie möglich.

Jetzt folgt eine kurze Pause. Bleiben Sie einfach stehen und spüren Sie Ihren gesamten Körper. Die Knie sind leicht gebeugt, die Schultern entspannt.

Kleiner Kreis, großer Kreis

Legen Sie im Stehen Ihre Hände ineinander, unten vor Ihrem Körper. Der Handrücken der einen Hand berührt die Innenfläche der anderen. Beginnen Sie mit einer kleinen Kreisbewegung mit Ihren Armen vor sich, beide Hände kommen in einem Halbkreis hoch Richtung Brustkorb und sinken dann langsam vor dem Körper wieder hinunter. Beim Runtergehen spüren Sie bis in Ihre Fußsohle die Verbindung mit dem Boden. Dann nehmen Sie beide Arme vor sich gestreckt hoch, bis sie direkt über Ihrem Kopf sind, und lassen die Arme auf der Seite wieder sinken. Sie bilden also einen großen Kreis mit den Armen. Vorne in der Mitte hoch und außen auf der Seite wieder runter. Dann beginnen Sie wieder den kleinen Kreis. Und dann wieder den großen Kreis. Diese Übung ist besonders gut für unser Immunsystem und den Stoffwechsel.

Legen Sie wieder eine kurze Pause ein. Bleiben Sie einfach stehen und spüren Sie Ihren gesamten Körper. Die Knie sind leicht gebeugt, die Schultern entspannt.

Himmel, Mensch, Erde verbinden

Starten Sie die Übung genau wie die Energiedusche. Beide Arme auf der Seite hochnehmen bis über den Kopf. Dann drehen wir beide Arme und Hände ein und zu uns und lassen die Hände langsam Richtung Brustkorb sinken, bis wir beide Hände vor uns sehen. Die Handflächen weisen Richtung Brustkorb. Dann drehen wir die Hände 180 Grad weg von uns und schieben sie vor uns hoch Richtung Decke. Nun stellen wir uns auf unsere Fußballen und bleiben einen kurzen Moment so stehen. Beide Hände sind vor uns oben, als wenn wir eine große Schale hochhalten würden, und wir stehen dabei auf den Fußballen.

Dann wieder zurück auf den ganzen Fuß stellen und beide Arme auf der Seite runtersinken lassen. Gleichzeitig lassen wir auch den Oberkörper vor uns runtersinken. Die Knie leicht sind gebeugt,

Nacken, Schultern und Rücken komplett entspannt. Atmen Sie drei Mal tief ein und aus. Ganz langsam und tief. Dann langsam wieder hochrollen, Wirbel für Wirbel. Bis wir oben sind und den Ablauf wiederholen von vorne.

Diese Übung machen wir drei Mal.

Nun folgt wieder eine kurze Pause. Bleiben Sie einfach stehen und spüren Sie Ihren gesamten Körper. Die Knie sind leicht gebeugt, die Schultern entspannt. Und zum kompletten Abschluss von Qi Gong schütteln Sie nochmals leicht alles aus: den gesamten Körper, die Arme, die Schultern. Und da sind wir wieder, zurück im Leben, im Hier und Jetzt.

Die beste Version von mir selbst

Wie bei einem Computer, wenn er online ist, laufen im Hintergrund ständig automatisch Updates, ohne dass wir es im Vordergrund merken. Genauso ist es mit diesem Reset-Programm. Der Ablauf der Module, die Affirmationen, die Visualisierungen und unser Zielbild daraus in Kombination mit den anderen Übungen aus den Modulen 1 bis 4 arbeiten von nun an ständig im Hintergrund, in unserem Unterbewusstsein. Es arbeitet von nun an ständig in uns, ohne dass wir es mit unserem Bewusstsein bemerken.

Wir bemerken es erst nach einiger Zeit. Dann, wenn wir beginnen, uns in unserer besten Version von uns selbst zu fühlen. Oder, was bei meinen Klienten auch häufig passiert, wenn andere Menschen ihnen sagen, wie toll und gut wir uns zum Positiven verändert haben. Das heißt natürlich nicht, dass es uns nicht auch mal schlecht geht oder dass wir uns nie unwohl fühlen oder gestresst sind. Das ist völlig normal. Machen Sie sich darüber keine Sorgen.

Die beste Version von sich selbst zu sein bedeutet nicht, perfekt zu sein, sondern ständig an sich zu arbeiten, um das eigene Potenzial zu maximieren. Es geht darum, sich Herausforderungen und Schwierigkeiten zu stellen und aus ihnen zu lernen, um als Mensch zu wachsen und zu gedeihen.

Es gibt keinen Weg, der uns für immer und ewig in einen perfekten Zustand bringt. Doch jetzt, wo wir unser Reset-Programm regelmäßig praktizieren, sind wir in der Lage, uns immer schneller aus schwierigen Momenten zu befreien. Und das ist das Ergebnis der im Hintergrund in uns arbeitenden Qualität aus dem Reset.

Und hier noch ein kleines bewusstes Ritual. Es heißt: Die beste Version von mir selbst. Etwas, das Sie ab jetzt immer am Ende Ihres Reset-Programms machen können oder immer dann, wenn Sie sich nicht so gut fühlen oder sich besser fühlen wollen.

Stell dich bewusst und stark hin. Öffne deinen Brustkorb um zwei Zentimeter und geh in die sogenannte Siegerpose. Hebe deinen Kopf leicht an in eine gefühlt absolut starke Position.

Nimm den Anfang deiner Affirmation. Sie ist jetzt schon in dir geladen und wirkt immer.

Ich bin stark wie ein __________ und weise wie ein __________
Das wiederholst du bewusst und mit aller Kraft sieben Mal.

Benutze deine Arme und Hände, um dieses kraftvolle Ritual noch stärker in dir wirken zu lassen. Dieses Ritual besteht ja aus zwei Qualitäten, ähnlich wie Yin und Yang. »Stark wie« steht auch für Kraft, Mut, Selbstvertrauen, Tun und Konzentration. Und »weise wie« steht auch für Ruhe, Gelassenheit, Liebe und Sein. Wenn du also deinen ersten Halbsatz zu dir selbst sagst, benutzt du deine Hände und machst Fäuste und eine Geste dazu, die für dich zum Thema *Stark sein* passt. Und wenn du deinen zweiten Halbsatz sagst, öffnest du deine Hände und legst sie auf dein Herz oder streckst sie nach oben oder welche Geste auch immer gut zu diesem zweiten Satz passt.

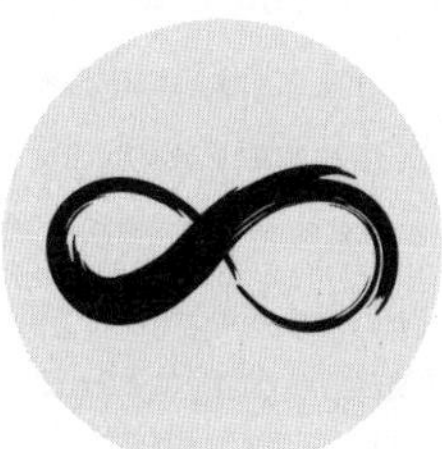

Lebenskonzept & Unendlichkeit

Dranbleiben

Wir legen so viel Wert auf unsere äußere Erscheinung. Da sollte es doch möglich sein, ein bisschen Zeit für die innere aufzuwenden! Und zwar regelmäßig. Das Geheimnis des Erfolges liegt in der Kontinuität. Es ist wie beim Zähneputzen. Nur wer *regelmäßig* seine Zähne putzt, erhält sie in einem guten Zustand. Es bringt nichts, sonntags zwanzig Minuten zu putzen und unter der Woche nicht.

Genauso ist es bei der Mentalhygiene. Wie aber schaffen Sie es, Ihren inneren Schweinehund zu überlisten, wenn er Sie mal kalt erwischt? Was vielleicht bedeutet: Sie liegen gemütlich im kuschelwarmen Bett. Jetzt Module absolvieren? Nö, lieber einen gepflegten Cappuccino genießen. Um diesen Genuss aufschieben zu können, zum Schluss dieses Buches noch ein paar Inspirationen zur Motivation:

Kurz und knapp: Will ich oder will ich nicht?
Antwort: Ich will.
Also raus aus den Federn!

Erfolgreiche Menschen hadern nicht lange, sondern tun. Natürlich haben auch sie einen inneren Schweinehund. Aber sie haben gelernt, ihn mit in ihr Team zu holen. Sie kämpfen nicht gegen ihn an. *Guten Morgen, Schweinehündchen! Während du noch ein bisschen weiterschläfst, absolviere ich schon mal meine Module. Danach setze ich Kaffee auf. Wie immer mit viel Zucker für dich?*
Ist es nicht herrlich, dass ein Teil, nämlich das kuschelwarme Schweinehündchen, noch ein bisschen liegen bleiben darf, während man selbst seine Morgenpraxis genießt ...
Später im Lauf des Tages kann der innere Schweinehund öfter auch mal fünfe gerade sein lassen, während man selbst allerhand erle-

digt. Aber irgendwann ist seine Zeit gekommen. Und dann sagt man Ja zu seinem Vorschlag, dies oder jenes zu unterlassen. Und doch etwas zu tun: sich entspannen zum Beispiel.

Danke, dass du mich erinnert hast. Jetzt ist deine Zeit. Unsere Zeit. Wir sind ein Team. Wie Parasympathikus und Sympathikus. Gemeinsam sind wir am stärksten.

Den Geist wach halten

Nach dem Ende meiner internationalen Karriere im Kampfsport fehlten mir manchmal die großen Herausforderungen, wie sie Europa- und Weltmeisterschaften darstellen. Freunde hatten mir von der Klettertour auf den Nevado Huascarán in den Anden vorgeschwärmt, mit einer Höhe von 6768 Metern der höchste Berg Perus und der fünfthöchste in Südamerika. Ich war zwar noch nie geklettert, doch meine Bergsteigerfreunde meinten, das wäre kein Problem bei meiner Fitness. Das stimmte – bis wir an den Grat gelangten. Rechts von mir eine tausend Meter hohe Eiswand, links ein tausend Meter tiefer Abgrund. Es gibt angenehmere Orte, um zu erkennen, dass man Höhenangst hat.

Der Bergführer wandte sich zu uns und wies mit einem Strahlen im Gesicht zu der Eiswand. »Da geht es hinauf. Wir steigen jetzt zweihundert Meter senkrecht hoch, um auf das nächste Plateau zu gelangen.« Die Seilschaft nickte erwartungsvoll und ging los. Ich wäre ihr gern gefolgt, doch ich konnte mich nicht mehr bewegen. Schlagartig war ich eingefroren. *Freeze*. Diesen Zustand hatte ich noch nie erlebt, ich kannte ihn lediglich aus Büchern. Ich wollte, aber ich konnte nicht. Ich stand im wahrsten Sinne des Wortes am Abgrund. Dies war kein Spiel, keine nette Herausforderung, es war eine Frage von Leben oder Tod. Und nicht nur für mich, denn wenn ich mich nicht bewegen konnte, gefährdete ich meine Kamerad*innen, die versuchen würden, mich vom Grat zu kriegen, und der war verdammt schmal.

Da hörte ich eine Stimme in mir: Augen schließen, atmen, fokussieren auf den Grat, loslassen, ins Fließen kommen und ... weiterlaufen. Ich dachte das nicht bewusst, etwas in mir hatte die Führung übernommen. Es war mein Wettkampf-Ich, ein in jahrzehntelangem Training ausgebildeter Automatismus. Ich war ganz allein in diesem Kampf; kein Schiedsrichter würde meine Gegner – den Grat, die Höhe, die Eiswand, den Abgrund – von mir trennen. Entweder ich würde mich in Sicherheit bringen, oder es war vorbei. Und dann hätte ich nicht nur einen Titel verloren, sondern alles.

Ich gewann dieses Kumite. Bei der Bewältigung der senkrechten Eiswand wurde mir klar, dass ich durch die vielen Resets, die ich vorgenommen hatte, auch meine Angst besiegt hatte. Dass es möglich war, mit einem neuen Programm ein automatisch ablaufendes zu überschreiben, was ja von Neurowissenschaftlern bestätigt ist. Und wenn das in so einer Extremsituation gelang, dann sollte es im Alltag wohl auch möglich sein.

So verschmolzen auf dem Gipfel des Nevado Huascarán meine beiden Professionen: Der zweifache Vizeeuropameister und der langjährige Executive Health Coach vereinten sich, und all die Erfahrungen, die ich in den letzten Jahren mit meinen Klienten gesammelt hatte, fielen wie Puzzlesteine in ein Bild. Ich hatte meine ganz eigene Art gefunden, wie ich Menschen bei ihrer Entwicklung, bei ihrer Gesundheit und in ihrem Lebensglück unterstützen konnte. Es macht mich glücklich zu sehen, wie sich Menschen entfalten und verändern, bis sie regelrecht leuchten. Alles braucht seine Zeit. So wie eine Raupe ihre Zeit braucht, um ein wunderschöner Schmetterling zu werden, so braucht der Mensch Zeit und Geduld, um sich zu entwickeln.

Jede Entwicklung braucht ihre Zeit so wie Loslassen, Fokussieren und Fließen. Und dann geht es wieder von vorne los, immer wieder von vorne auf einem immer höheren Level, dem Licht entgegen.

Ein Meister ist ein Schüler,
der niemals aufhört zu lernen.

KAMPFKUNST-WEISHEIT

Dank

Mit großer Freude und Dankbarkeit präsentiere ich mein Buch *Ready for Reset*. Es ist ein Spiegelbild meines Lebens mit all seinen Höhen und Tiefen, Herausforderungen und Erfolgen. Während des gesamten Aufstiegs zum Gipfel des Berges habe ich Wachstum erfahren und gelernt, dass wahre Stärke darin liegt, weder vom Lob noch vom Tadel anderer abhängig zu sein.

Wenn ich dieses Buch heute feiere, erinnere ich mich auch dankbar an die unglaubliche Unterstützung vieler Menschen, die mir auf meinem Weg geholfen haben. Meine Familie steht dabei an erster Stelle. Ohne ihre bedingungslose Unterstützung und Liebe hätte ich niemals meine Träume verfolgen und dieses Buch schreiben können. Sie waren immer da, um mich zu ermutigen, zu unterstützen und mich auf Kurs zu halten.

Besonders möchte ich meiner wundervollen Ehefrau danken, die mich während des gesamten Schreibprozesses gestützt und inspiriert hat. Ihre Unterstützung war unersetzlich.

Ein herzlicher Dank gebührt auch meinen Kunden, die mir geholfen haben, viele Erfahrungen und Erkenntnisse zu sammeln. Die Gelegenheit, mit so vielen wunderbaren Menschen zusammenzuarbeiten und von ihnen zu lernen, erfüllt mich mit tiefer Freude. Jeder und jede von ihnen hat dazu beigetragen, mein Wissen zu erweitern und meine Fähigkeiten zu verbessern.

Mein Dank gilt auch meinem Verlag, der mir die Möglichkeit gegeben hat, meine Geschichte zu erzählen und mit anderen zu teilen. Allen im Verlag, die dazu beigetragen haben und noch beitragen: Danke, dass Sie an mich und meine Arbeit glauben.

Schließlich möchte ich mich bei Ihnen, den Leserinnen und Lesern, bedanken. Ich hoffe, dass dieses Buch Sie inspiriert und Ihnen hilft, Ihre eigenen Herausforderungen zu überwinden. Auf den Seiten dieses Buches finden Sie Inspiration und Ermutigung, um sich selbst besser zu verstehen.

Das wahre Wachstum liegt nicht im Erreichen des Gipfels, sondern in der Reise dorthin. Lassen Sie uns gemeinsam die wahre Stärke finden, unabhängig von den Meinungen anderer.

Quellen und Tipps zum Weiterlesen

Jan Becker: *Du kannst schaffen, was du willst.* Piper Verlag

Rhonda Byrne: *The Secret – Das Geheimnis.* Arkana Verlag

Joseph Campbell: *Heros Journey.* New World Libary

Joseph Campbell: *Der Heros in tausend Gestalten.* Insel Verlag

James Clear: *Die 1%-Methode.* Goldmann Verlag

Ray Dalio: *Die Prinzipien des Erfolgs.* FinanzBuch Verlag

Joe Dispenza: *Werde übernatürlich.* KOHA-Verlag

Timothy Ferriss: *Die 4-Stunden-Woche.* Ullstein Verlag

Timothy Ferriss: *Der 4-Stunden-Körper.* Riemann Verlag

Henry Thomas Hamblin: *Die Macht der Gedanken.* Audana Verlag

Napoleon Hill: *Think and Grow Rich.* FinanzBuch Verlag

Jessie Inchauspé: *Der Glukose-Trick.* Heyne Verlag

Bruce H. Lipton: *The Biology of Belief.* Hay House Inc.

Bruce H. Lipton: *The Honeymoon Effect.* Hay House UK

John J. Ratey, MD: *Spark: The Revolutionary New Science of Exercise and the Brain.* Little, Brown

Anthony Robbins: *Awaken the Giant Within.* Simon & Schuster UK

Anthony Robbins: *Life Force.* Simon & Schuster UK

Jim Rohn: *The Art of Exceptional Living.* Sound Wisdom

Jim Rohn: *Five Major Pieces to the Life Puzzle.* Embassy Books

Sadhguru: *Die Weisheit eines Yogi.* O. W. Barth Verlag (engl. *Inner Engineering,* Harmony Books)

Sadhguru: *Death.* Harmony Books (in Planung)

Bodo Schäfer: *Die Gesetze der Gewinner. Erfolg und ein erfülltes Leben.* dtv Verlagsgesellschaft

Über den Autor

STEFAN LABAS

Executive Health Coach | Mentaltrainer | Keynote Speaker | Dozent

Stefan Labas, zweifacher Vizeeuropameister und Träger des 1. Dan Karate, verfügt über mehr als fünfunddreißig Jahre Erfahrung als Executive Health Coach und Mentaltrainer. Zu seinen Klienten zählen vor allem Manager und Unternehmer, die sein Fachwissen schätzen, um Stress effektiv zu bewältigen und ihre Führungsqualitäten zu optimieren. Aber nicht nur sie profitieren von seiner Expertise, auch junge Menschen erhalten Unterstützung bei der Bewältigung persönlicher Herausforderungen.

Als renommierter Keynote Speaker und Health Coach teilt Stefan Labas sein umfangreiches Wissen nicht nur mit seinen Klienten, sondern auch mit einem breiten Publikum. Darüber hinaus berät und coacht er Unternehmen und hält Seminare speziell für Führungskräfte.

In seinen Reset-Coachingprogrammen und den viertägigen Reset-Retreats in den Bergen kombiniert Stefan Labas östliche und westliche Trainings- und Behandlungsmethoden. Dieser ganzheitliche Ansatz ermöglicht es seinen Klienten, auf körperlicher, geistiger und emotionaler Ebene zu wachsen.

Stefan Labas hat zahlreiche Weiterbildungen in den USA, Indien, England und Deutschland absolviert. Sein Wissen umfasst unter anderem Traditionelle Chinesische Medizin, Qi Gong, Yoga, Pilates, Hypnose und Stoffwechsel. Er lebt und arbeitet in der Schweiz.

labas fitnesscoaching
c/o Hotel Belvoir
Säumerstrasse 37
CH - 8803 Rüschlikon
Phone +41 79 643 14 02

info@labascoaching.com
www.labascoaching.com

Was meine Kunden über mich erzählen.

Referent & Workshops

Reset Retreat & Coaching

PETER MALINOWSKI

CHARAKTER STÄRKE

Mit Achtsamkeit deine positiven Eigenschaften erkennen und entwickeln

Wie Positive Psychologie und Achtsamkeit das Beste in uns zum Vorschein bringen

Jede Person ist einzigartig in ihren persönlichen Eigenschaften, doch was macht einen guten Charakter aus? Können wir ihn beeinflussen und entwickeln? Die Positive Psychologie richtet den Blick auf die guten und förderlichen Aspekte des Menschen.

Der Psychologe und Achtsamkeitsexperte Dr. Peter Malinowski zeigt, wie wir uns mithilfe der Achtsamkeitspraxis besser auf unsere Charakterstärken fokussieren und sie gezielt fördern können.

Mit Selbsttest für die eigenen Charakterstärken und Tipps für einen bewussten Umgang mit unseren wichtigsten Eigenschaften

O.W. BARTH

SHI HENG YI

SHAOLIN SPIRIT

Meistere dein Leben

Das Geheimnis der inneren Stärke

Wünschst du dir mehr Disziplin, Willensstärke, Mut, Ausdauer und tief empfundene Loyalität? Shi Heng Yi bietet dir auf Basis seines eigenen Lebensweges Werkzeuge, die dein Leben leichter machen – indem du stärker wirst.

Das Geheimnis der inneren Stärke basiert auf den Tugenden der Shaolin. Diese schrittweise in deinem Leben zu kultivieren, ist in Wahrheit so simpel, dass jeder Shi Heng Yis Lehre folgen kann. Lerne deinen Körper kennen und ergründe ihn – bereichere dein Leben mit den Methoden, die seit über 1500 Jahren erfolgreich praktiziert werden.

Shi Heng Yi ist überzeugt: Leben mehr Menschen nach den Tugenden der Shaolin, würde sehr viel Leid von den Menschen – und der ganzen Welt – genommen. Indem du dir diese Tugenden aneignest und bewusst lebst, trägst du deinen Teil dazu bei. Es geht um echte Veränderung für dich und dein Leben – und das der Menschen um dich herum.

O.W. BARTH